AF101240

Schmerz-Logbuch

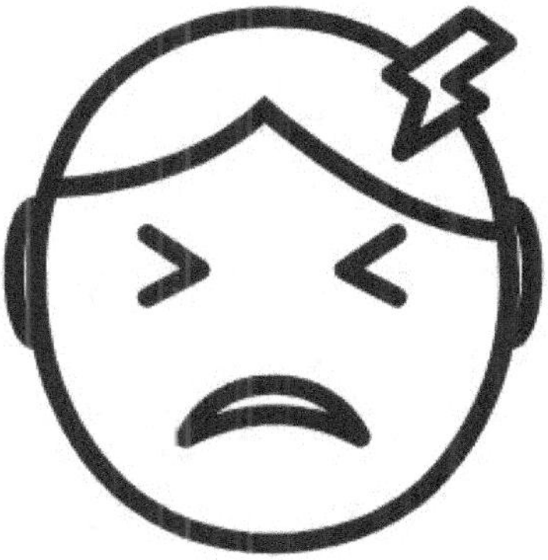

Dieses Buch gehört zu:

In diesem Logbuch werden Daten, Energie, Aktivität, Schlaf, Schmerzpegel/-bereich, Mahlzeiten und viele andere nützliche Dinge festgehalten.

Schmerz-Logbuch

Datum :-	Mon	Die	Mit	Don	Fre	Sam	Son

Schmerzbereich

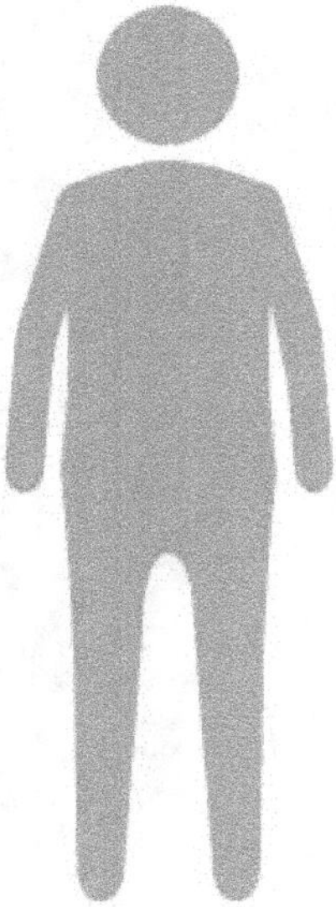

Start	Ende
Dauer	

Körperstelle	
Front	Rückseite
Links	Rechts

Schweregrad									
1	2	3	4	5	6	7	8	9	10

Start	Ende
Dauer	

Körperstelle	
Front	Rückseite
Links	Rechts

Schweregrad									
1	2	3	4	5	6	7	8	9	10

Start	Ende
Dauer	

Körperstelle	
Front	Rückseite
Links	Rechts

Schweregrad									
1	2	3	4	5	6	7	8	9	10

Energie
☆ ☆ ☆ ☆ ☆
Tätigkeit
☆ ☆ ☆ ☆ ☆
Schlaf
☆ ☆ ☆ ☆ ☆

Andere Symptome	Auslöser	Entlastungsmaßnahmen

Kommentare

Schmerz-Logbuch

Datum :-		Mon	Die	Mit	Don	Fre	Sam	Son

Schmerzbereich

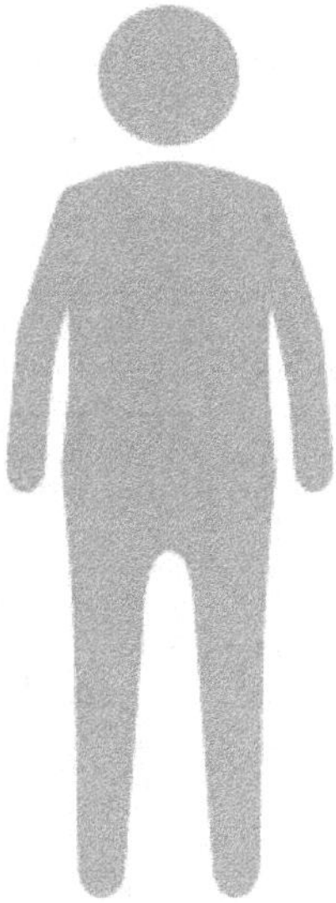

Start	Ende
Dauer	

Körperstelle	
Front	Rückseite
Links	Rechts

Schweregrad									
1	2	3	4	5	6	7	8	9	10

Start	Ende
Dauer	

Körperstelle	
Front	Rückseite
Links	Rechts

Schweregrad									
1	2	3	4	5	6	7	8	9	10

Energie
☆ ☆ ☆ ☆ ☆
Tätigkeit
☆ ☆ ☆ ☆ ☆
Schlaf
☆ ☆ ☆ ☆ ☆

Start	Ende
Dauer	

Körperstelle	
Front	Rückseite
Links	Rechts

Schweregrad									
1	2	3	4	5	6	7	8	9	10

Andere Symptome	Auslöser	Entlastungsmaßnahmen

Kommentare

Schmerz-Logbuch

Datum :-	Mon	Die	Mit	Don	Fre	Sam	Son

Schmerzbereich

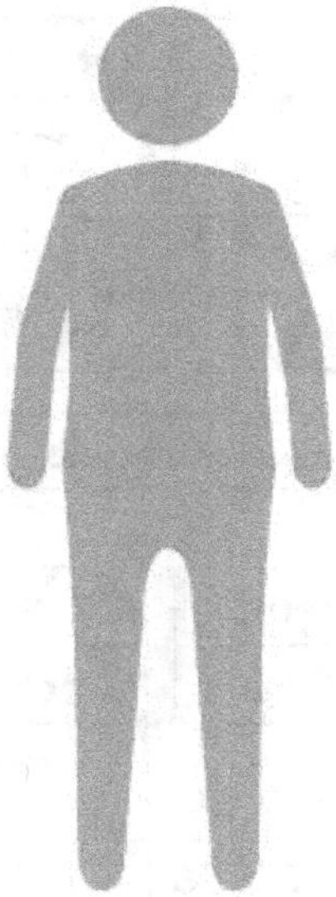

Start	Ende	Körperstelle	
Dauer		Front	Rückseite
		Links	Rechts

Schweregrad									
1	2	3	4	5	6	7	8	9	10

Start	Ende	Körperstelle	
Dauer		Front	Rückseite
		Links	Rechts

Schweregrad									
1	2	3	4	5	6	7	8	9	10

Energie
☆ ☆ ☆ ☆ ☆
Tätigkeit
☆ ☆ ☆ ☆ ☆
Schlaf
☆ ☆ ☆ ☆ ☆

Start	Ende	Körperstelle	
Dauer		Front	Rückseite
		Links	Rechts

Schweregrad									
1	2	3	4	5	6	7	8	9	10

Andere Symptome	Auslöser	Entlastungsmaßnahmen

Kommentare

Schmerz-Logbuch

Datum :-	Mon	Die	Mit	Don	Fre	Sam	Son

Schmerzbereich

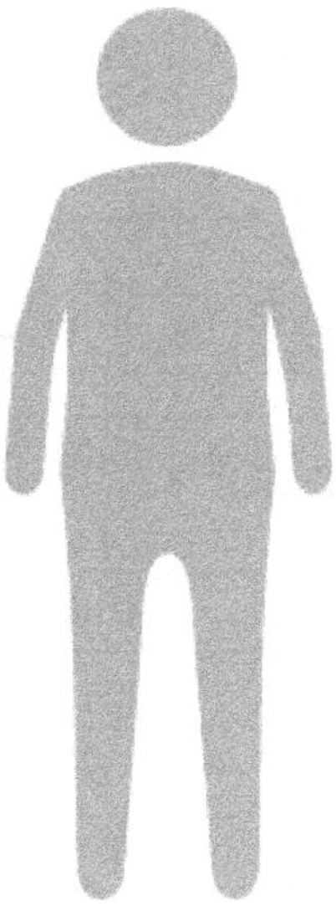

Start	Ende
Dauer	

Körperstelle	
Front	Rückseite
Links	Rechts

Schweregrad									
1	2	3	4	5	6	7	8	9	10

Start	Ende
Dauer	

Körperstelle	
Front	Rückseite
Links	Rechts

Schweregrad									
1	2	3	4	5	6	7	8	9	10

Energie
☆ ☆ ☆ ☆ ☆
Tätigkeit
☆ ☆ ☆ ☆ ☆
Schlaf
☆ ☆ ☆ ☆ ☆

Start	Ende
Dauer	

Körperstelle	
Front	Rückseite
Links	Rechts

Schweregrad									
1	2	3	4	5	6	7	8	9	10

Andere Symptome	Auslöser	Entlastungsmaßnahmen

Kommentare

Schmerz-Logbuch

Datum :-	Mon	Die	Mit	Don	Fre	Sam	Son

Schmerzbereich

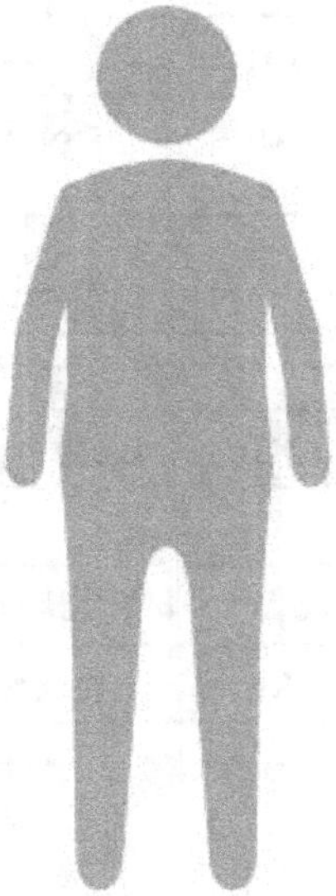

Start	Ende
Dauer	

Körperstelle	
Front	Rückseite
Links	Rechts

Schweregrad									
1	2	3	4	5	6	7	8	9	10

Start	Ende
Dauer	

Körperstelle	
Front	Rückseite
Links	Rechts

Schweregrad									
1	2	3	4	5	6	7	8	9	10

Energie
☆ ☆ ☆ ☆ ☆
Tätigkeit
☆ ☆ ☆ ☆ ☆
Schlaf
☆ ☆ ☆ ☆ ☆

Start	Ende
Dauer	

Körperstelle	
Front	Rückseite
Links	Rechts

Schweregrad									
1	2	3	4	5	6	7	8	9	10

Andere Symptome	Auslöser	Entlastungsmaßnahmen

Kommentare

Schmerz-Logbuch

Datum :-	Mon	Die	Mit	Don	Fre	Sam	Son

Schmerzbereich

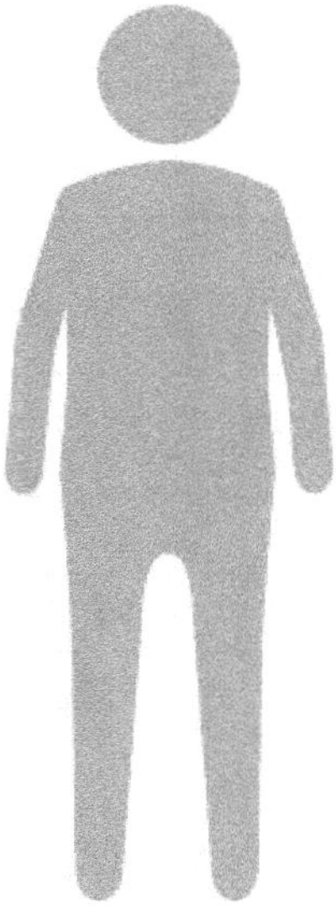

Start	Ende
Dauer	

Körperstelle	
Front	Rückseite
Links	Rechts

Schweregrad									
1	2	3	4	5	6	7	8	9	10

Start	Ende
Dauer	

Körperstelle	
Front	Rückseite
Links	Rechts

Schweregrad									
1	2	3	4	5	6	7	8	9	10

Start	Ende
Dauer	

Körperstelle	
Front	Rückseite
Links	Rechts

Schweregrad									
1	2	3	4	5	6	7	8	9	10

Energie
☆ ☆ ☆ ☆ ☆
Tätigkeit
☆ ☆ ☆ ☆ ☆
Schlaf
☆ ☆ ☆ ☆ ☆

Andere Symptome	Auslöser	Entlastungsmaßnahmen

Kommentare

Schmerz-Logbuch

Datum :-		Mon	Die	Mit	Don	Fre	Sam	Son

Schmerzbereich
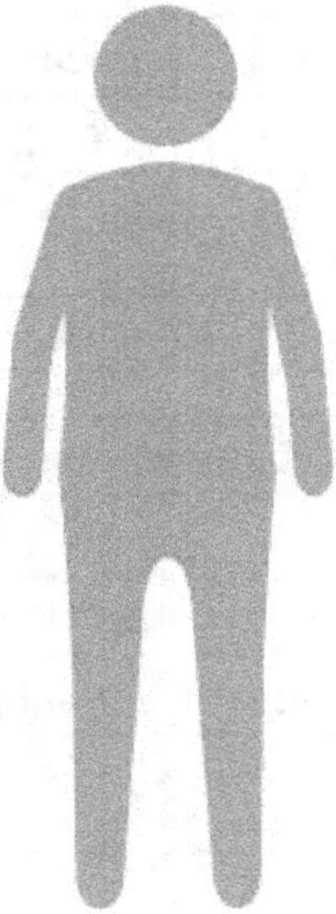

Start	Ende
Dauer	

Körperstelle	
Front	Rückseite
Links	Rechts

Schweregrad									
1	2	3	4	5	6	7	8	9	10

Start	Ende
Dauer	

Körperstelle	
Front	Rückseite
Links	Rechts

Schweregrad									
1	2	3	4	5	6	7	8	9	10

Energie
☆ ☆ ☆ ☆ ☆
Tätigkeit
☆ ☆ ☆ ☆ ☆
Schlaf
☆ ☆ ☆ ☆ ☆

Start	Ende
Dauer	

Körperstelle	
Front	Rückseite
Links	Rechts

Schweregrad									
1	2	3	4	5	6	7	8	9	10

Andere Symptome	Auslöser	Entlastungsmaßnahmen

Kommentare

Schmerz-Logbuch

Datum :-	Mon	Die	Mit	Don	Fre	Sam	Son

Schmerzbereich

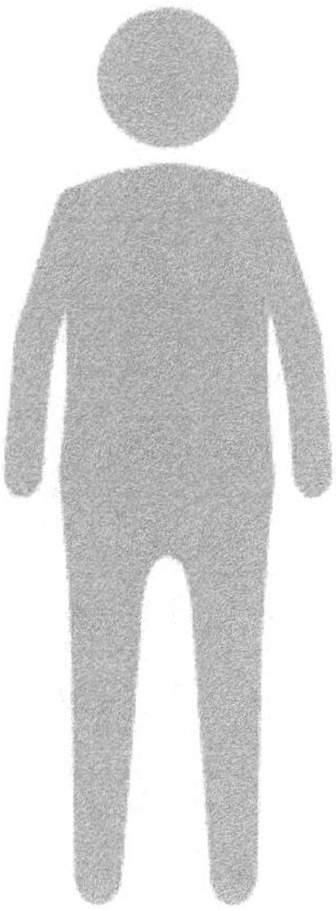

Start	Ende
Dauer	

Körperstelle	
Front	Rückseite
Links	Rechts

Schweregrad									
1	2	3	4	5	6	7	8	9	10

Start	Ende
Dauer	

Körperstelle	
Front	Rückseite
Links	Rechts

Schweregrad									
1	2	3	4	5	6	7	8	9	10

Start	Ende
Dauer	

Körperstelle	
Front	Rückseite
Links	Rechts

Schweregrad									
1	2	3	4	5	6	7	8	9	10

Energie
☆ ☆ ☆ ☆ ☆
Tätigkeit
☆ ☆ ☆ ☆ ☆
Schlaf
☆ ☆ ☆ ☆ ☆

Andere Symptome	Auslöser	Entlastungsmaßnahmen

Kommentare

Schmerz-Logbuch

Datum :-

Mon	Die	Mit	Don	Fre	Sam	Son

Schmerzbereich

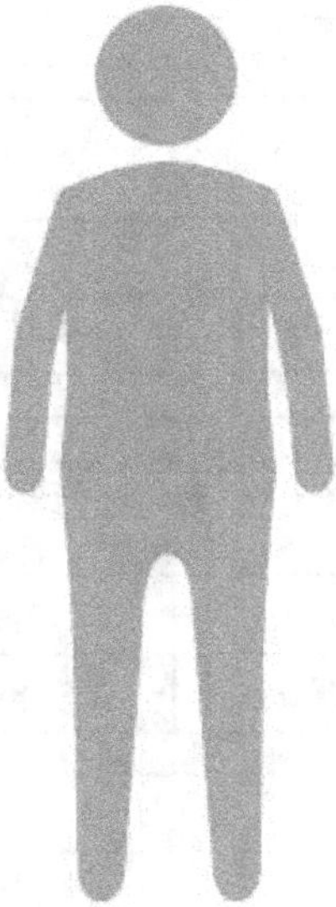

Start	Ende
Dauer	

Körperstelle	
Front	Rückseite
Links	Rechts

Schweregrad									
1	2	3	4	5	6	7	8	9	10

Start	Ende
Dauer	

Körperstelle	
Front	Rückseite
Links	Rechts

Schweregrad									
1	2	3	4	5	6	7	8	9	10

Start	Ende
Dauer	

Körperstelle	
Front	Rückseite
Links	Rechts

Schweregrad									
1	2	3	4	5	6	7	8	9	10

Energie
☆ ☆ ☆ ☆ ☆
Tätigkeit
☆ ☆ ☆ ☆ ☆
Schlaf
☆ ☆ ☆ ☆ ☆

Andere Symptome	Auslöser	Entlastungsmaßnahmen

Kommentare

Schmerz-Logbuch

Datum :-	Mon	Die	Mit	Don	Fre	Sam	Son

Schmerzbereich

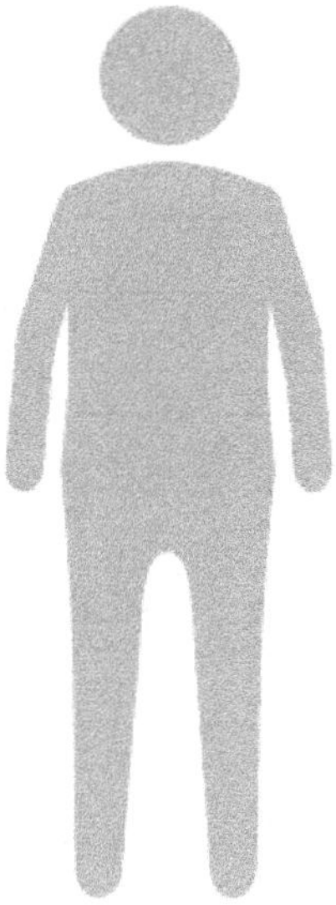

Start	Ende
Dauer	

Körperstelle	
Front	Rückseite
Links	Rechts

Schweregrad									
1	2	3	4	5	6	7	8	9	10

Start	Ende
Dauer	

Körperstelle	
Front	Rückseite
Links	Rechts

Schweregrad									
1	2	3	4	5	6	7	8	9	10

Start	Ende
Dauer	

Körperstelle	
Front	Rückseite
Links	Rechts

Schweregrad									
1	2	3	4	5	6	7	8	9	10

Energie
☆ ☆ ☆ ☆ ☆
Tätigkeit
☆ ☆ ☆ ☆ ☆
Schlaf
☆ ☆ ☆ ☆ ☆

Andere Symptome	Auslöser	Entlastungsmaßnahmen

Kommentare

Schmerz-Logbuch

Datum :-	Mon	Die	Mit	Don	Fre	Sam	Son

Schmerzbereich

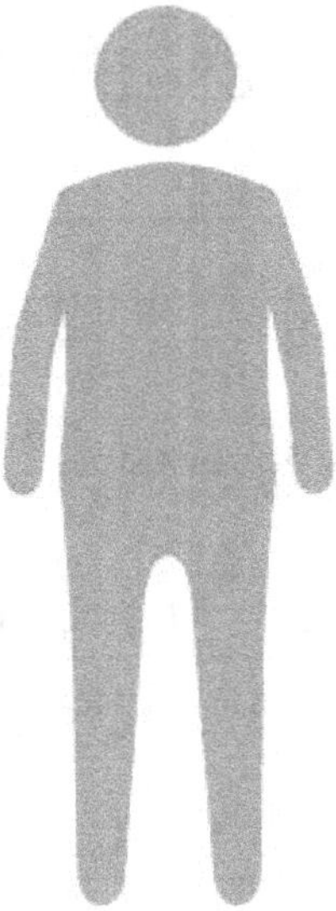

Start	Ende
Dauer	

Körperstelle	
Front	Rückseite
Links	Rechts

Schweregrad									
1	2	3	4	5	6	7	8	9	10

Start	Ende
Dauer	

Körperstelle	
Front	Rückseite
Links	Rechts

Schweregrad									
1	2	3	4	5	6	7	8	9	10

Start	Ende
Dauer	

Körperstelle	
Front	Rückseite
Links	Rechts

Schweregrad									
1	2	3	4	5	6	7	8	9	10

Energie
☆ ☆ ☆ ☆ ☆
Tätigkeit
☆ ☆ ☆ ☆ ☆
Schlaf
☆ ☆ ☆ ☆ ☆

Andere Symptome	Auslöser	Entlastungsmaßnahmen

Kommentare

Schmerz-Logbuch

Datum :-	Mon	Die	Mit	Don	Fre	Sam	Son

Schmerzbereich

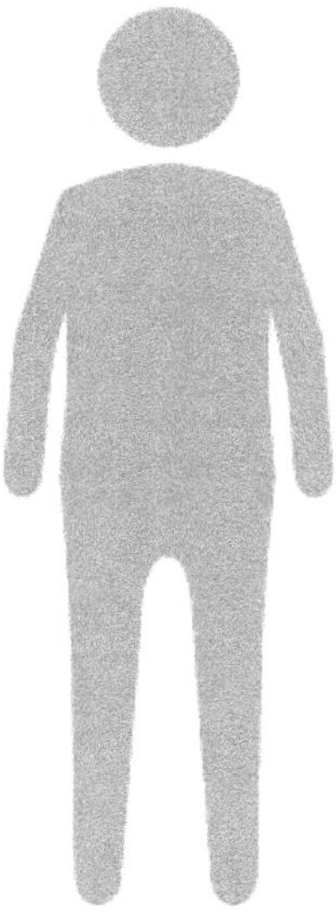

Start	Ende
Dauer	

Körperstelle	
Front	Rückseite
Links	Rechts

Schweregrad									
1	2	3	4	5	6	7	8	9	10

Start	Ende
Dauer	

Körperstelle	
Front	Rückseite
Links	Rechts

Schweregrad									
1	2	3	4	5	6	7	8	9	10

Start	Ende
Dauer	

Körperstelle	
Front	Rückseite
Links	Rechts

Schweregrad									
1	2	3	4	5	6	7	8	9	10

Energie
☆ ☆ ☆ ☆ ☆
Tätigkeit
☆ ☆ ☆ ☆ ☆
Schlaf
☆ ☆ ☆ ☆ ☆

Andere Symptome	Auslöser	Entlastungsmaßnahmen

Kommentare

Schmerz-Logbuch

Datum :-

Mon	Die	Mit	Don	Fre	Sam	Son

Schmerzbereich

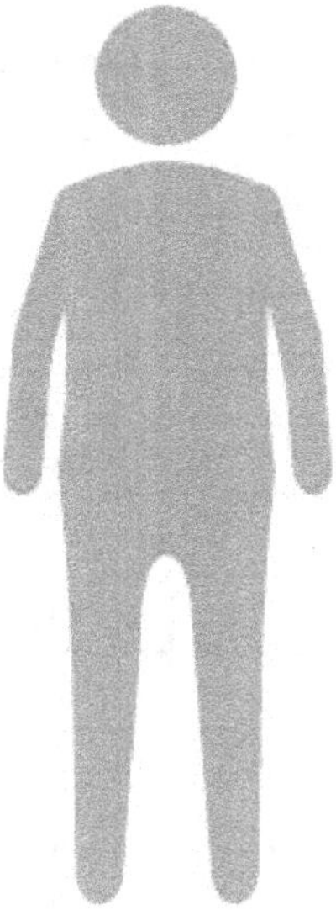

Start	Ende
Dauer	

Körperstelle	
Front	Rückseite
Links	Rechts

Schweregrad									
1	2	3	4	5	6	7	8	9	10

Start	Ende
Dauer	

Körperstelle	
Front	Rückseite
Links	Rechts

Schweregrad									
1	2	3	4	5	6	7	8	9	10

Start	Ende
Dauer	

Körperstelle	
Front	Rückseite
Links	Rechts

Schweregrad									
1	2	3	4	5	6	7	8	9	10

Energie
☆ ☆ ☆ ☆ ☆
Tätigkeit
☆ ☆ ☆ ☆ ☆
Schlaf
☆ ☆ ☆ ☆ ☆

Andere Symptome	Auslöser	Entlastungsmaßnahmen

Kommentare

Schmerz-Logbuch

Datum :-	Mon	Die	Mit	Don	Fre	Sam	Son

Schmerzbereich

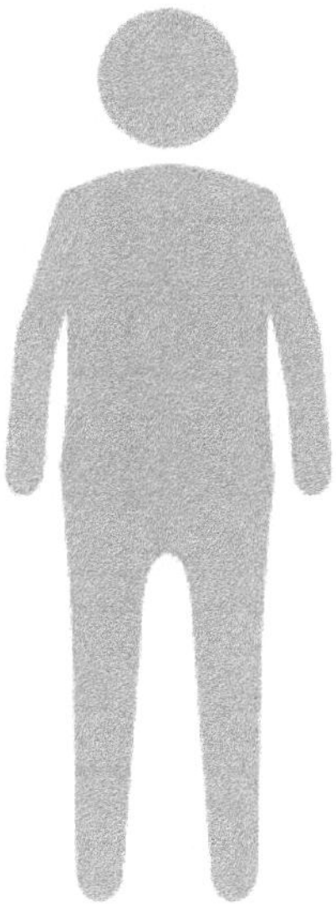

Energie
☆ ☆ ☆ ☆ ☆
Tätigkeit
☆ ☆ ☆ ☆ ☆
Schlaf
☆ ☆ ☆ ☆ ☆

Start	Ende
Dauer	

Körperstelle	
Front	Rückseite
Links	Rechts

Schweregrad									
1	2	3	4	5	6	7	8	9	10

Start	Ende
Dauer	

Körperstelle	
Front	Rückseite
Links	Rechts

Schweregrad									
1	2	3	4	5	6	7	8	9	10

Start	Ende
Dauer	

Körperstelle	
Front	Rückseite
Links	Rechts

Schweregrad									
1	2	3	4	5	6	7	8	9	10

Andere Symptome	Auslöser	Entlastungsmaßnahmen

Kommentare

Schmerz-Logbuch

Datum :-	Mon	Die	Mit	Don	Fre	Sam	Son

Schmerzbereich

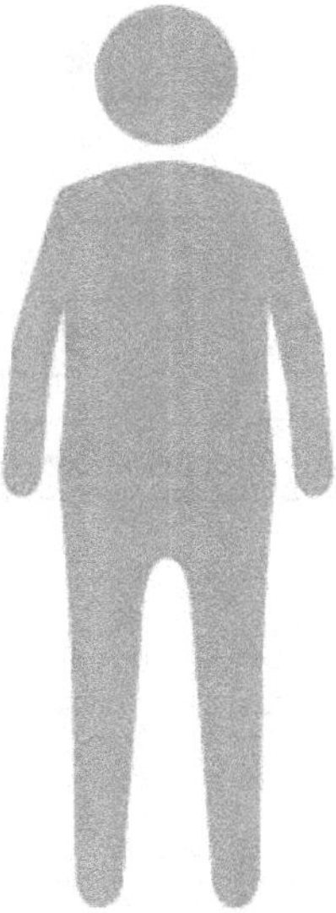

Start	Ende
Dauer	

Körperstelle	
Front	Rückseite
Links	Rechts

Schweregrad									
1	2	3	4	5	6	7	8	9	10

Start	Ende
Dauer	

Körperstelle	
Front	Rückseite
Links	Rechts

Schweregrad									
1	2	3	4	5	6	7	8	9	10

Energie
☆ ☆ ☆ ☆ ☆
Tätigkeit
☆ ☆ ☆ ☆ ☆
Schlaf
☆ ☆ ☆ ☆ ☆

Start	Ende
Dauer	

Körperstelle	
Front	Rückseite
Links	Rechts

Schweregrad									
1	2	3	4	5	6	7	8	9	10

Andere Symptome	Auslöser	Entlastungsmaßnahmen

Kommentare

Schmerz-Logbuch

Datum :-	Mon	Die	Mit	Don	Fre	Sam	Son

Schmerzbereich

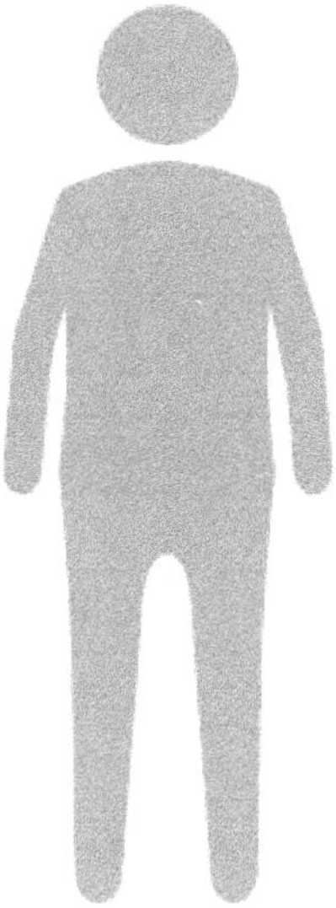

Energie				
☆	☆	☆	☆	☆

Tätigkeit				
☆	☆	☆	☆	☆

Schlaf				
☆	☆	☆	☆	☆

Start	Ende
Dauer	

Körperstelle	
Front	Rückseite
Links	Rechts

Schweregrad									
1	2	3	4	5	6	7	8	9	10

Start	Ende
Dauer	

Körperstelle	
Front	Rückseite
Links	Rechts

Schweregrad									
1	2	3	4	5	6	7	8	9	10

Start	Ende
Dauer	

Körperstelle	
Front	Rückseite
Links	Rechts

Schweregrad									
1	2	3	4	5	6	7	8	9	10

Andere Symptome	Auslöser	Entlastungsmaßnahmen

Kommentare

Schmerz-Logbuch

Datum :-		Mon	Die	Mit	Don	Fre	Sam	Son

Schmerzbereich

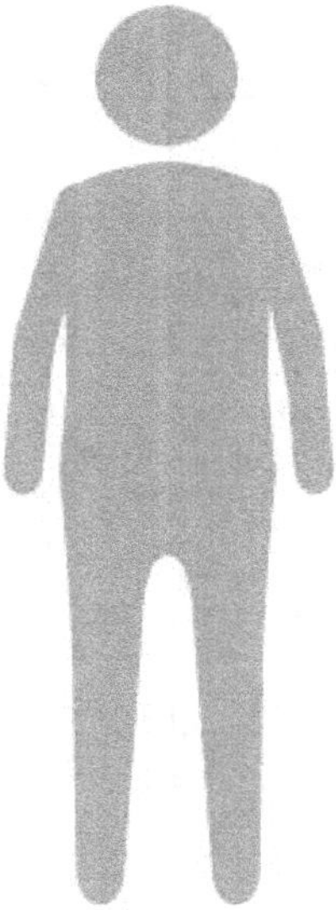

Start	Ende
Dauer	

Körperstelle	
Front	Rückseite
Links	Rechts

Schweregrad									
1	2	3	4	5	6	7	8	9	10

Start	Ende
Dauer	

Körperstelle	
Front	Rückseite
Links	Rechts

Schweregrad									
1	2	3	4	5	6	7	8	9	10

Energie
☆ ☆ ☆ ☆ ☆
Tätigkeit
☆ ☆ ☆ ☆ ☆
Schlaf
☆ ☆ ☆ ☆ ☆

Start	Ende
Dauer	

Körperstelle	
Front	Rückseite
Links	Rechts

Schweregrad									
1	2	3	4	5	6	7	8	9	10

Andere Symptome	Auslöser	Entlastungsmaßnahmen

Kommentare

Schmerz-Logbuch

Datum :-	Mon	Die	Mit	Don	Fre	Sam	Son

Schmerzbereich

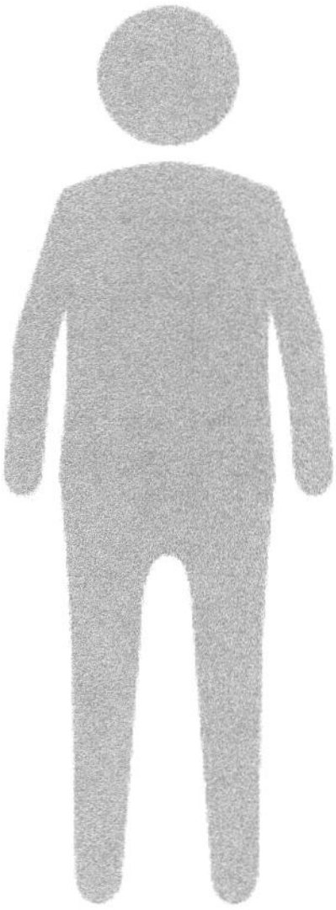

Start	Ende
Dauer	

Körperstelle	
Front	Rückseite
Links	Rechts

Schweregrad									
1	2	3	4	5	6	7	8	9	10

Start	Ende
Dauer	

Körperstelle	
Front	Rückseite
Links	Rechts

Schweregrad									
1	2	3	4	5	6	7	8	9	10

Start	Ende
Dauer	

Körperstelle	
Front	Rückseite
Links	Rechts

Schweregrad									
1	2	3	4	5	6	7	8	9	10

Energie
☆ ☆ ☆ ☆ ☆
Tätigkeit
☆ ☆ ☆ ☆ ☆
Schlaf
☆ ☆ ☆ ☆ ☆

Andere Symptome	Auslöser	Entlastungsmaßnahmen

Kommentare

Schmerz-Logbuch

Datum :-	Mon	Die	Mit	Don	Fre	Sam	Son

Schmerzbereich

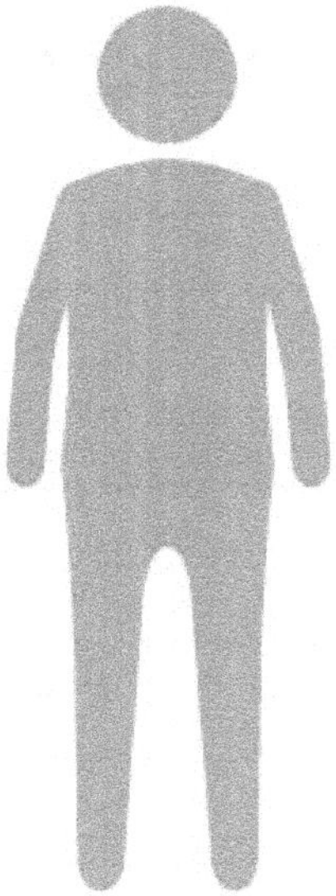

Start	Ende
Dauer	

Körperstelle	
Front	Rückseite
Links	Rechts

Schweregrad									
1	2	3	4	5	6	7	8	9	10

Start	Ende
Dauer	

Körperstelle	
Front	Rückseite
Links	Rechts

Schweregrad									
1	2	3	4	5	6	7	8	9	10

Start	Ende
Dauer	

Körperstelle	
Front	Rückseite
Links	Rechts

Schweregrad									
1	2	3	4	5	6	7	8	9	10

Energie
☆ ☆ ☆ ☆ ☆
Tätigkeit
☆ ☆ ☆ ☆ ☆
Schlaf
☆ ☆ ☆ ☆ ☆

Andere Symptome	Auslöser	Entlastungsmaßnahmen

Kommentare

Schmerz-Logbuch

Datum :-	Mon	Die	Mit	Don	Fre	Sam	Son

Schmerzbereich

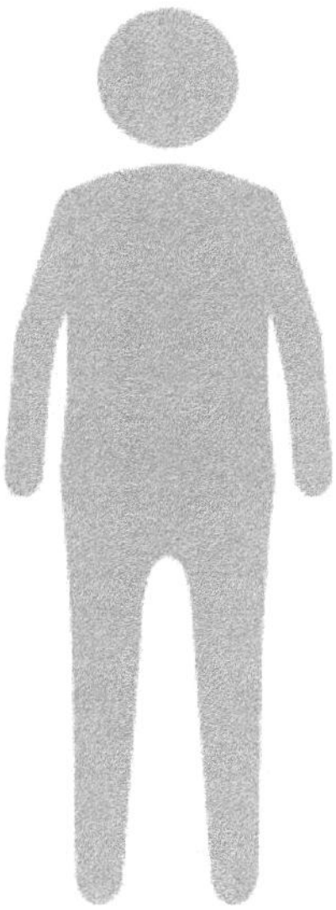

Start	Ende
Dauer	

Körperstelle	
Front	Rückseite
Links	Rechts

Schweregrad									
1	2	3	4	5	6	7	8	9	10

Start	Ende
Dauer	

Körperstelle	
Front	Rückseite
Links	Rechts

Schweregrad									
1	2	3	4	5	6	7	8	9	10

Start	Ende
Dauer	

Körperstelle	
Front	Rückseite
Links	Rechts

Schweregrad									
1	2	3	4	5	6	7	8	9	10

Energie
☆ ☆ ☆ ☆ ☆
Tätigkeit
☆ ☆ ☆ ☆ ☆
Schlaf
☆ ☆ ☆ ☆ ☆

Andere Symptome	Auslöser	Entlastungsmaßnahmen

Kommentare

Schmerz-Logbuch

Datum :-	Mon	Die	Mit	Don	Fre	Sam	Son

Schmerzbereich

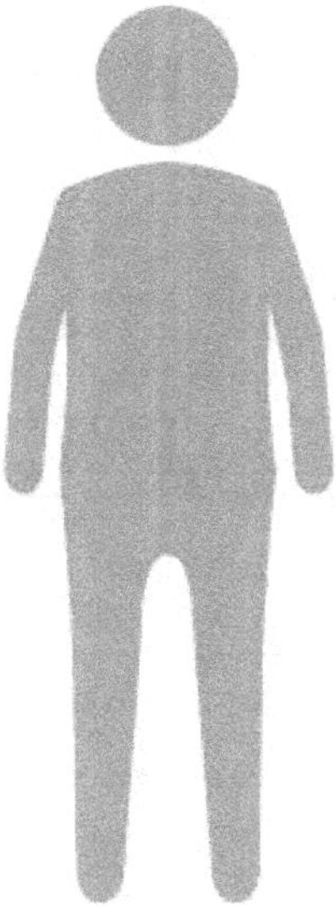

Start	Ende	Körperstelle	
Dauer		Front	Rückseite
		Links	Rechts

Schweregrad									
1	2	3	4	5	6	7	8	9	10

Start	Ende	Körperstelle	
Dauer		Front	Rückseite
		Links	Rechts

Schweregrad									
1	2	3	4	5	6	7	8	9	10

Start	Ende	Körperstelle	
Dauer		Front	Rückseite
		Links	Rechts

Schweregrad									
1	2	3	4	5	6	7	8	9	10

Energie
☆ ☆ ☆ ☆ ☆
Tätigkeit
☆ ☆ ☆ ☆ ☆
Schlaf
☆ ☆ ☆ ☆ ☆

Andere Symptome	Auslöser	Entlastungsmaßnahmen

Kommentare

Schmerz-Logbuch

Datum :-							
	Mon	Die	Mit	Don	Fre	Sam	Son

Schmerzbereich

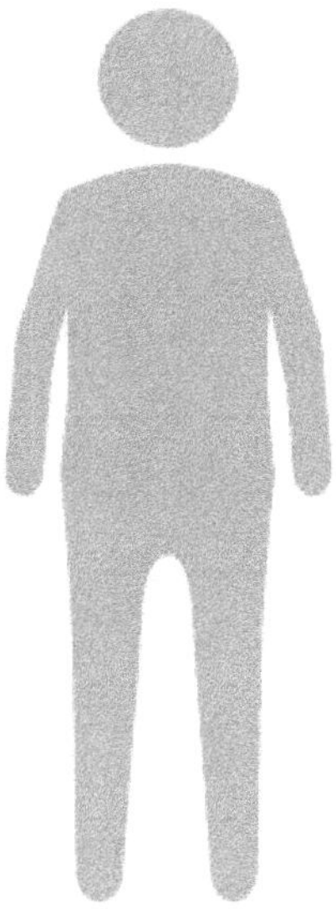

Start	Ende
Dauer	

Körperstelle	
Front	Rückseite
Links	Rechts

Schweregrad									
1	2	3	4	5	6	7	8	9	10

Start	Ende
Dauer	

Körperstelle	
Front	Rückseite
Links	Rechts

Schweregrad									
1	2	3	4	5	6	7	8	9	10

Energie
☆ ☆ ☆ ☆ ☆
Tätigkeit
☆ ☆ ☆ ☆ ☆
Schlaf
☆ ☆ ☆ ☆ ☆

Start	Ende
Dauer	

Körperstelle	
Front	Rückseite
Links	Rechts

Schweregrad									
1	2	3	4	5	6	7	8	9	10

Andere Symptome	Auslöser	Entlastungsmaßnahmen

Kommentare

Schmerz-Logbuch

Datum :-							
	Mon	Die	Mit	Don	Fre	Sam	Son

Schmerzbereich

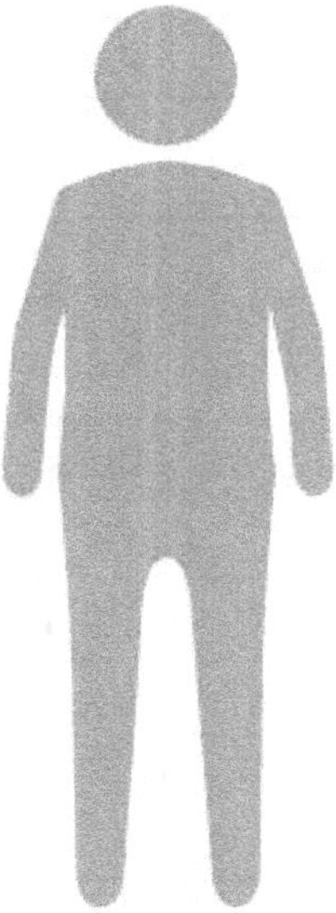

Energie
☆ ☆ ☆ ☆ ☆
Tätigkeit
☆ ☆ ☆ ☆ ☆
Schlaf
☆ ☆ ☆ ☆ ☆

Start	Ende
Dauer	

Körperstelle	
Front	Rückseite
Links	Rechts

Schweregrad									
1	2	3	4	5	6	7	8	9	10

Start	Ende
Dauer	

Körperstelle	
Front	Rückseite
Links	Rechts

Schweregrad									
1	2	3	4	5	6	7	8	9	10

Start	Ende
Dauer	

Körperstelle	
Front	Rückseite
Links	Rechts

Schweregrad									
1	2	3	4	5	6	7	8	9	10

Andere Symptome	Auslöser	Entlastungsmaßnahmen

Kommentare

Schmerz-Logbuch

Datum :-

Mon	Die	Mit	Don	Fre	Sam	Son

Schmerzbereich

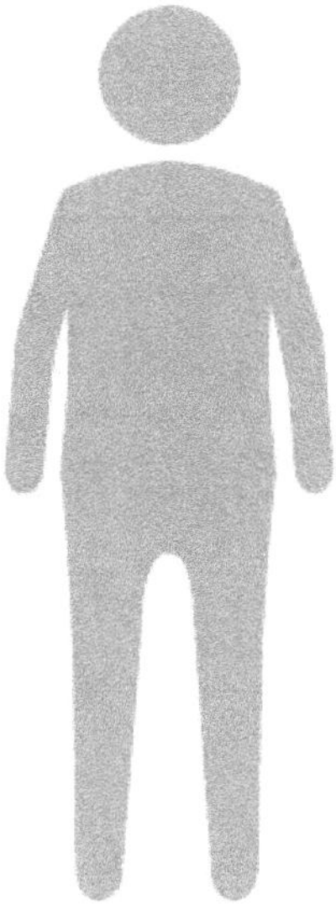

Start	Ende
Dauer	

Körperstelle	
Front	Rückseite
Links	Rechts

Schweregrad									
1	2	3	4	5	6	7	8	9	10

Start	Ende
Dauer	

Körperstelle	
Front	Rückseite
Links	Rechts

Schweregrad									
1	2	3	4	5	6	7	8	9	10

Start	Ende
Dauer	

Körperstelle	
Front	Rückseite
Links	Rechts

Schweregrad									
1	2	3	4	5	6	7	8	9	10

Energie
☆ ☆ ☆ ☆ ☆
Tätigkeit
☆ ☆ ☆ ☆ ☆
Schlaf
☆ ☆ ☆ ☆ ☆

Andere Symptome	Auslöser	Entlastungsmaßnahmen

Kommentare

Schmerz-Logbuch

Datum :-	Mon	Die	Mit	Don	Fre	Sam	Son

Schmerzbereich

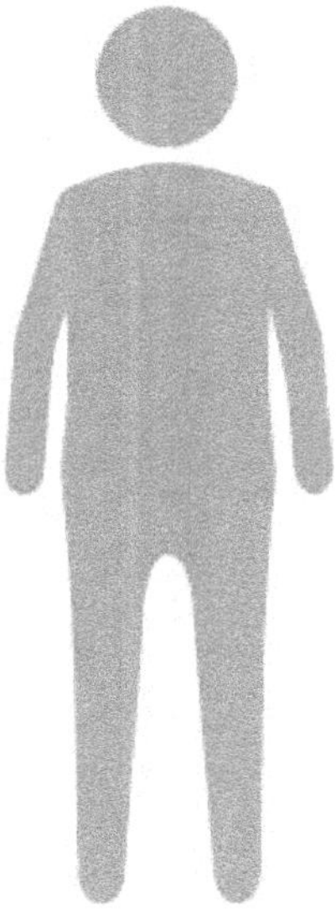

Start	Ende
Dauer	

Körperstelle	
Front	Rückseite
Links	Rechts

Schweregrad									
1	2	3	4	5	6	7	8	9	10

Start	Ende
Dauer	

Körperstelle	
Front	Rückseite
Links	Rechts

Schweregrad									
1	2	3	4	5	6	7	8	9	10

Start	Ende
Dauer	

Körperstelle	
Front	Rückseite
Links	Rechts

Schweregrad									
1	2	3	4	5	6	7	8	9	10

Energie
☆ ☆ ☆ ☆ ☆
Tätigkeit
☆ ☆ ☆ ☆ ☆
Schlaf
☆ ☆ ☆ ☆ ☆

Andere Symptome	Auslöser	Entlastungsmaßnahmen

Kommentare

Schmerz-Logbuch

Datum :-	Mon	Die	Mit	Don	Fre	Sam	Son

Schmerzbereich

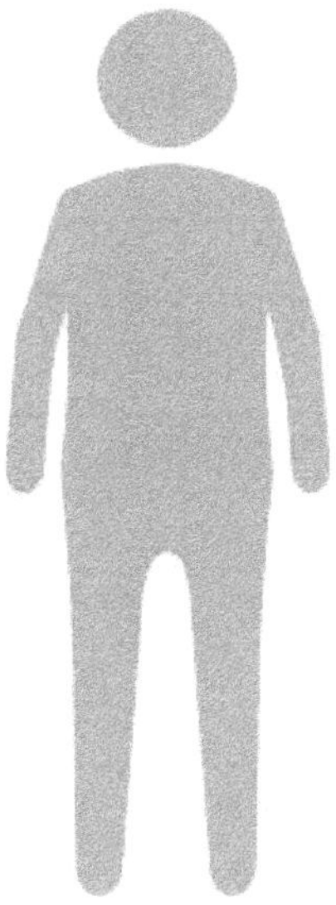

Start	Ende
Dauer	

Körperstelle	
Front	Rückseite
Links	Rechts

Schweregrad									
1	2	3	4	5	6	7	8	9	10

Start	Ende
Dauer	

Körperstelle	
Front	Rückseite
Links	Rechts

Schweregrad									
1	2	3	4	5	6	7	8	9	10

Start	Ende
Dauer	

Körperstelle	
Front	Rückseite
Links	Rechts

Schweregrad									
1	2	3	4	5	6	7	8	9	10

Energie
☆ ☆ ☆ ☆ ☆
Tätigkeit
☆ ☆ ☆ ☆ ☆
Schlaf
☆ ☆ ☆ ☆ ☆

Andere Symptome	Auslöser	Entlastungsmaßnahmen

Kommentare

Schmerz-Logbuch

Datum :-		Mon	Die	Mit	Don	Fre	Sam	Son

Schmerzbereich

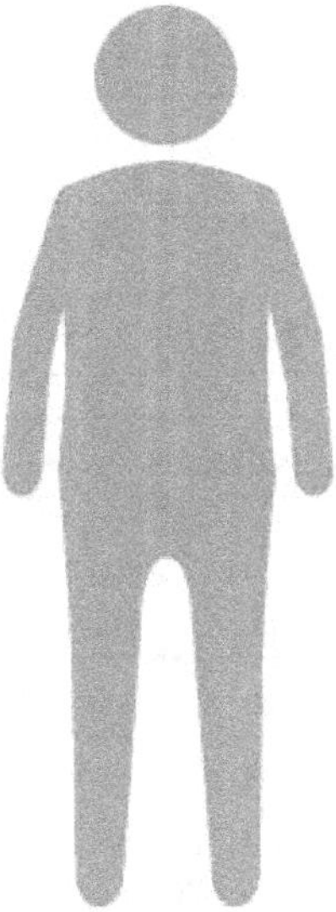

Start	Ende	Körperstelle	
Dauer		Front	Rückseite
		Links	Rechts

Schweregrad									
1	2	3	4	5	6	7	8	9	10

Start	Ende	Körperstelle	
Dauer		Front	Rückseite
		Links	Rechts

Schweregrad									
1	2	3	4	5	6	7	8	9	10

Energie
☆ ☆ ☆ ☆ ☆
Tätigkeit
☆ ☆ ☆ ☆ ☆
Schlaf
☆ ☆ ☆ ☆ ☆

Start	Ende	Körperstelle	
Dauer		Front	Rückseite
		Links	Rechts

Schweregrad									
1	2	3	4	5	6	7	8	9	10

Andere Symptome	Auslöser	Entlastungsmaßnahmen

Kommentare

Schmerz-Logbuch

Datum :-	Mon	Die	Mit	Don	Fre	Sam	Son

Schmerzbereich

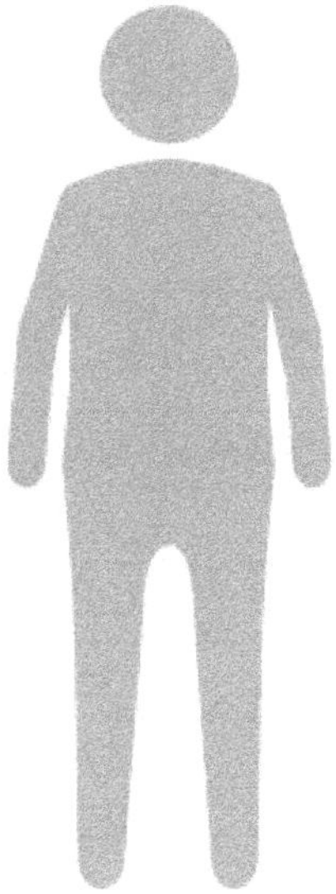

Start	Ende	Körperstelle	
Dauer		Front	Rückseite
		Links	Rechts

Schweregrad									
1	2	3	4	5	6	7	8	9	10

Start	Ende	Körperstelle	
Dauer		Front	Rückseite
		Links	Rechts

Schweregrad									
1	2	3	4	5	6	7	8	9	10

Start	Ende	Körperstelle	
Dauer		Front	Rückseite
		Links	Rechts

Schweregrad									
1	2	3	4	5	6	7	8	9	10

Energie
☆ ☆ ☆ ☆ ☆
Tätigkeit
☆ ☆ ☆ ☆ ☆
Schlaf
☆ ☆ ☆ ☆ ☆

Andere Symptome	Auslöser	Entlastungsmaßnahmen

Kommentare

Schmerz-Logbuch

Datum :-	Mon	Die	Mit	Don	Fre	Sam	Son

Schmerzbereich

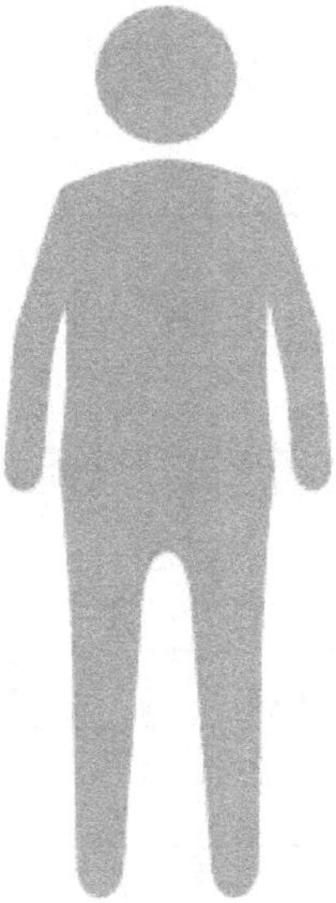

Start	Ende
Dauer	

Körperstelle	
Front	Rückseite
Links	Rechts

Schweregrad									
1	2	3	4	5	6	7	8	9	10

Start	Ende
Dauer	

Körperstelle	
Front	Rückseite
Links	Rechts

Schweregrad									
1	2	3	4	5	6	7	8	9	10

Energie
☆ ☆ ☆ ☆ ☆
Tätigkeit
☆ ☆ ☆ ☆ ☆
Schlaf
☆ ☆ ☆ ☆ ☆

Start	Ende
Dauer	

Körperstelle	
Front	Rückseite
Links	Rechts

Schweregrad									
1	2	3	4	5	6	7	8	9	10

Andere Symptome	Auslöser	Entlastungsmaßnahmen

Kommentare

Schmerz-Logbuch

Datum :-	Mon	Die	Mit	Don	Fre	Sam	Son

Schmerzbereich

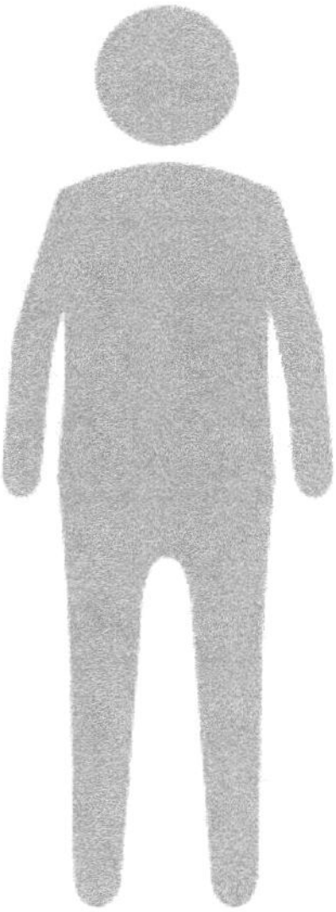

Start	Ende
Dauer	

Körperstelle	
Front	Rückseite
Links	Rechts

Schweregrad									
1	2	3	4	5	6	7	8	9	10

Start	Ende
Dauer	

Körperstelle	
Front	Rückseite
Links	Rechts

Schweregrad									
1	2	3	4	5	6	7	8	9	10

Start	Ende
Dauer	

Körperstelle	
Front	Rückseite
Links	Rechts

Schweregrad									
1	2	3	4	5	6	7	8	9	10

Energie
☆ ☆ ☆ ☆ ☆
Tätigkeit
☆ ☆ ☆ ☆ ☆
Schlaf
☆ ☆ ☆ ☆ ☆

Andere Symptome	Auslöser	Entlastungsmaßnahmen

Kommentare

Schmerz-Logbuch

Datum :-

Mon	Die	Mit	Don	Fre	Sam	Son

Schmerzbereich

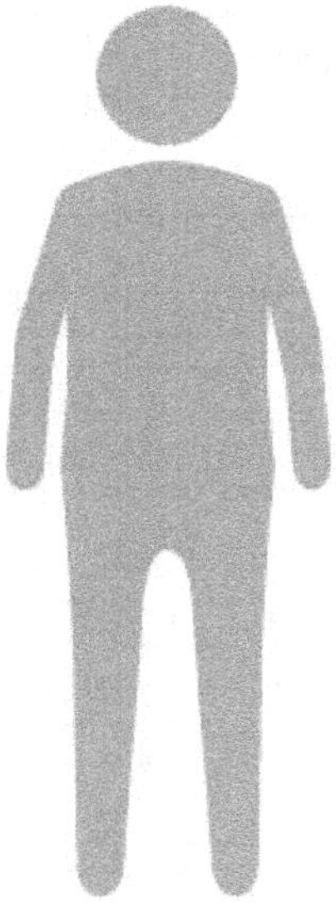

Start	Ende
Dauer	

Körperstelle	
Front	Rückseite
Links	Rechts

Schweregrad									
1	2	3	4	5	6	7	8	9	10

Start	Ende
Dauer	

Körperstelle	
Front	Rückseite
Links	Rechts

Schweregrad									
1	2	3	4	5	6	7	8	9	10

Energie
☆ ☆ ☆ ☆ ☆
Tätigkeit
☆ ☆ ☆ ☆ ☆
Schlaf
☆ ☆ ☆ ☆ ☆

Start	Ende
Dauer	

Körperstelle	
Front	Rückseite
Links	Rechts

Schweregrad									
1	2	3	4	5	6	7	8	9	10

Andere Symptome	Auslöser	Entlastungsmaßnahmen

Kommentare

Schmerz-Logbuch

Datum :-	Mon	Die	Mit	Don	Fre	Sam	Son

Schmerzbereich

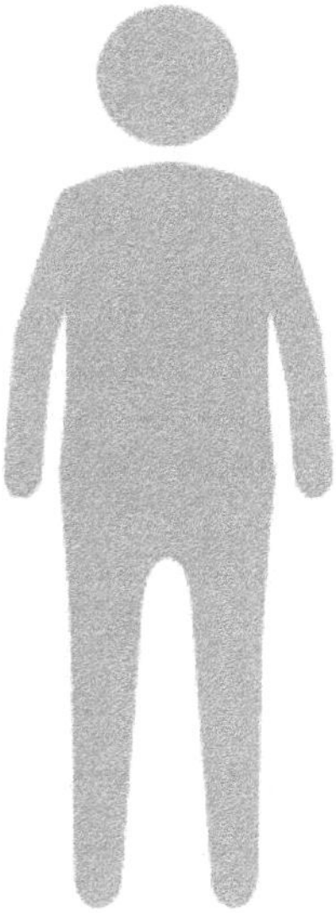

Start	Ende
Dauer	

Körperstelle	
Front	Rückseite
Links	Rechts

Schweregrad									
1	2	3	4	5	6	7	8	9	10

Start	Ende
Dauer	

Körperstelle	
Front	Rückseite
Links	Rechts

Schweregrad									
1	2	3	4	5	6	7	8	9	10

Energie
☆ ☆ ☆ ☆ ☆
Tätigkeit
☆ ☆ ☆ ☆ ☆
Schlaf
☆ ☆ ☆ ☆ ☆

Start	Ende
Dauer	

Körperstelle	
Front	Rückseite
Links	Rechts

Schweregrad									
1	2	3	4	5	6	7	8	9	10

Andere Symptome	Auslöser	Entlastungsmaßnahmen

Kommentare

Schmerz-Logbuch

Datum :-	Mon	Die	Mit	Don	Fre	Sam	Son

Schmerzbereich

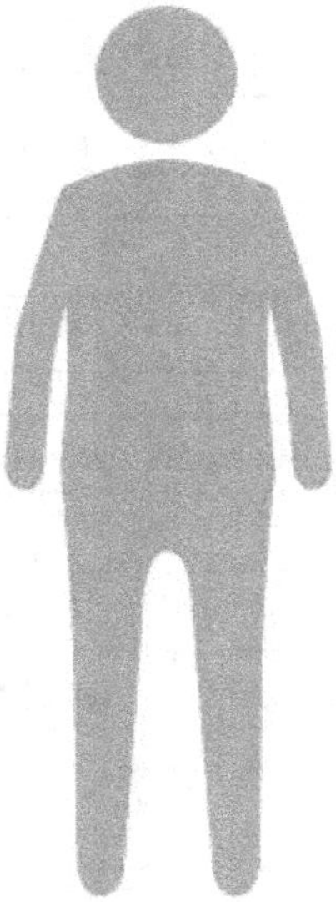

Start	Ende	Körperstelle	
Dauer		Front	Rückseite
		Links	Rechts

Schweregrad									
1	2	3	4	5	6	7	8	9	10

Start	Ende	Körperstelle	
Dauer		Front	Rückseite
		Links	Rechts

Schweregrad									
1	2	3	4	5	6	7	8	9	10

Start	Ende	Körperstelle	
Dauer		Front	Rückseite
		Links	Rechts

Schweregrad									
1	2	3	4	5	6	7	8	9	10

Energie
☆ ☆ ☆ ☆ ☆
Tätigkeit
☆ ☆ ☆ ☆ ☆
Schlaf
☆ ☆ ☆ ☆ ☆

Andere Symptome	Auslöser	Entlastungsmaßnahmen

Kommentare

Schmerz-Logbuch

Datum :-		Mon	Die	Mit	Don	Fre	Sam	Son

Schmerzbereich

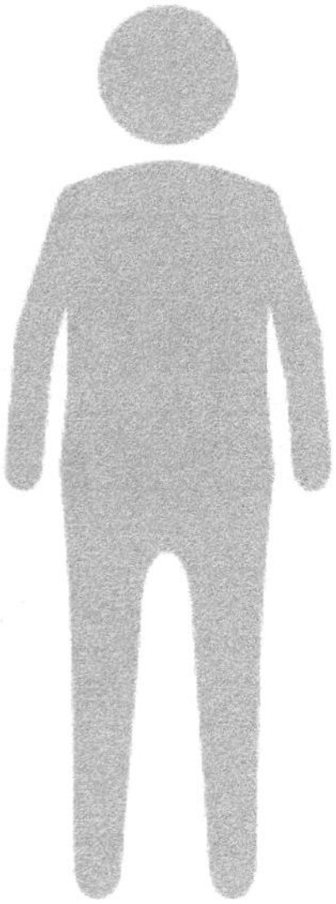

Start	Ende
Dauer	

Körperstelle	
Front	Rückseite
Links	Rechts

Schweregrad									
1	2	3	4	5	6	7	8	9	10

Start	Ende
Dauer	

Körperstelle	
Front	Rückseite
Links	Rechts

Schweregrad									
1	2	3	4	5	6	7	8	9	10

Start	Ende
Dauer	

Körperstelle	
Front	Rückseite
Links	Rechts

Schweregrad									
1	2	3	4	5	6	7	8	9	10

Energie
☆ ☆ ☆ ☆ ☆
Tätigkeit
☆ ☆ ☆ ☆ ☆
Schlaf
☆ ☆ ☆ ☆ ☆

Andere Symptome	Auslöser	Entlastungsmaßnahmen

Kommentare

Schmerz-Logbuch

Datum :-	Mon	Die	Mit	Don	Fre	Sam	Son

Schmerzbereich

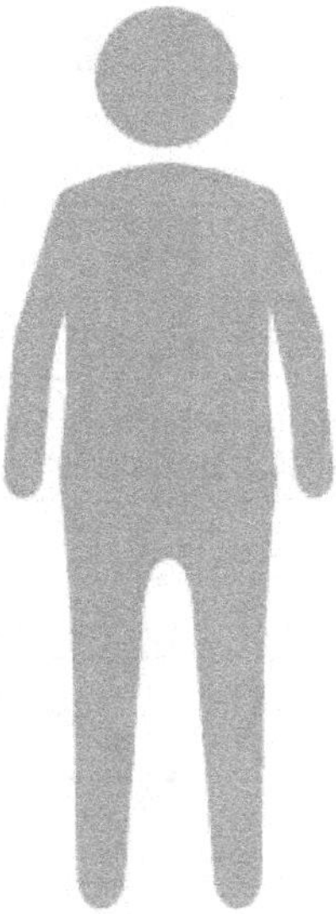

Energie				
☆	☆	☆	☆	☆

Tätigkeit				
☆	☆	☆	☆	☆

Schlaf				
☆	☆	☆	☆	☆

Start	Ende
Dauer	

Körperstelle	
Front	Rückseite
Links	Rechts

Schweregrad									
1	2	3	4	5	6	7	8	9	10

Start	Ende
Dauer	

Körperstelle	
Front	Rückseite
Links	Rechts

Schweregrad									
1	2	3	4	5	6	7	8	9	10

Start	Ende
Dauer	

Körperstelle	
Front	Rückseite
Links	Rechts

Schweregrad									
1	2	3	4	5	6	7	8	9	10

Andere Symptome	Auslöser	Entlastungsmaßnahmen

Kommentare

Schmerz-Logbuch

Datum :-	Mon	Die	Mit	Don	Fre	Sam	Son

Schmerzbereich

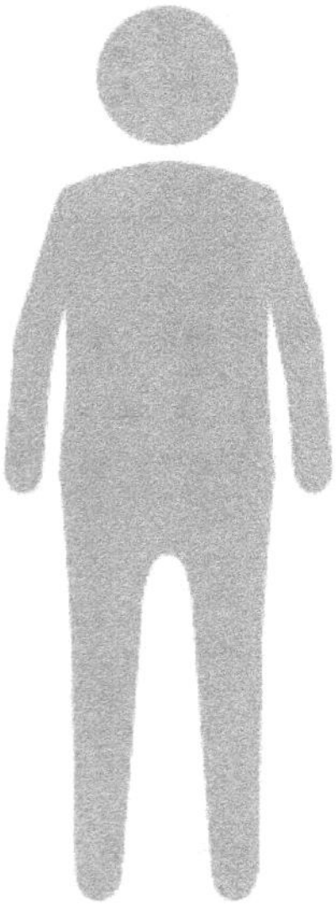

Start	Ende
Dauer	

Körperstelle	
Front	Rückseite
Links	Rechts

Schweregrad									
1	2	3	4	5	6	7	8	9	10

Start	Ende
Dauer	

Körperstelle	
Front	Rückseite
Links	Rechts

Schweregrad									
1	2	3	4	5	6	7	8	9	10

Start	Ende
Dauer	

Körperstelle	
Front	Rückseite
Links	Rechts

Schweregrad									
1	2	3	4	5	6	7	8	9	10

Energie
☆ ☆ ☆ ☆ ☆
Tätigkeit
☆ ☆ ☆ ☆ ☆
Schlaf
☆ ☆ ☆ ☆ ☆

Andere Symptome	Auslöser	Entlastungsmaßnahmen

Kommentare

Schmerz-Logbuch

Datum :-	Mon	Die	Mit	Don	Fre	Sam	Son

Schmerzbereich

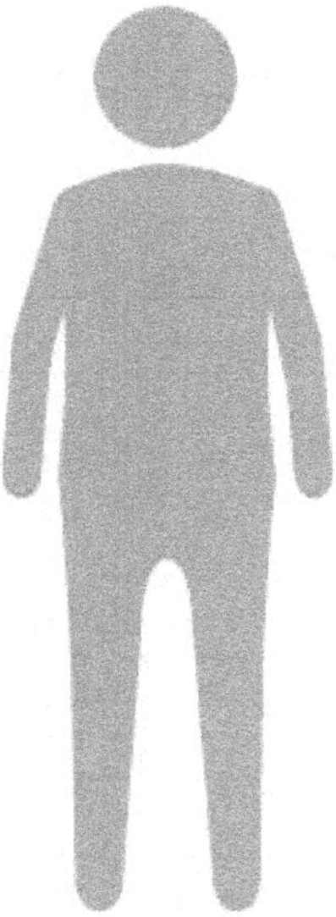

Energie

☆ ☆ ☆ ☆ ☆

Tätigkeit

☆ ☆ ☆ ☆ ☆

Schlaf

☆ ☆ ☆ ☆ ☆

Start	Ende	Körperstelle	
Dauer		Front	Rückseite
		Links	Rechts

Schweregrad									
1	2	3	4	5	6	7	8	9	10

Start	Ende	Körperstelle	
Dauer		Front	Rückseite
		Links	Rechts

Schweregrad									
1	2	3	4	5	6	7	8	9	10

Start	Ende	Körperstelle	
Dauer		Front	Rückseite
		Links	Rechts

Schweregrad									
1	2	3	4	5	6	7	8	9	10

Andere Symptome	Auslöser	Entlastungsmaßnahmen

Kommentare

Schmerz-Logbuch

Datum :-		Mon	Die	Mit	Don	Fre	Sam	Son

Schmerzbereich

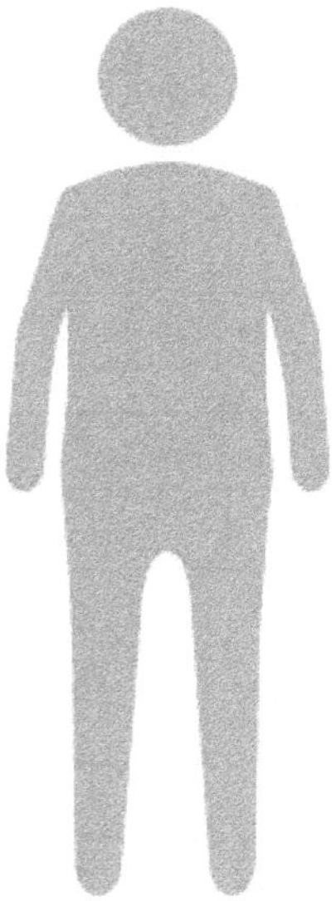

Start	Ende
Dauer	

Körperstelle	
Front	Rückseite
Links	Rechts

Schweregrad									
1	2	3	4	5	6	7	8	9	10

Start	Ende
Dauer	

Körperstelle	
Front	Rückseite
Links	Rechts

Schweregrad									
1	2	3	4	5	6	7	8	9	10

Start	Ende
Dauer	

Körperstelle	
Front	Rückseite
Links	Rechts

Schweregrad									
1	2	3	4	5	6	7	8	9	10

Energie
☆ ☆ ☆ ☆ ☆
Tätigkeit
☆ ☆ ☆ ☆ ☆
Schlaf
☆ ☆ ☆ ☆ ☆

Andere Symptome	Auslöser	Entlastungsmaßnahmen

Kommentare

Schmerz-Logbuch

Datum :-		Mon	Die	Mit	Don	Fre	Sam	Son

Schmerzbereich

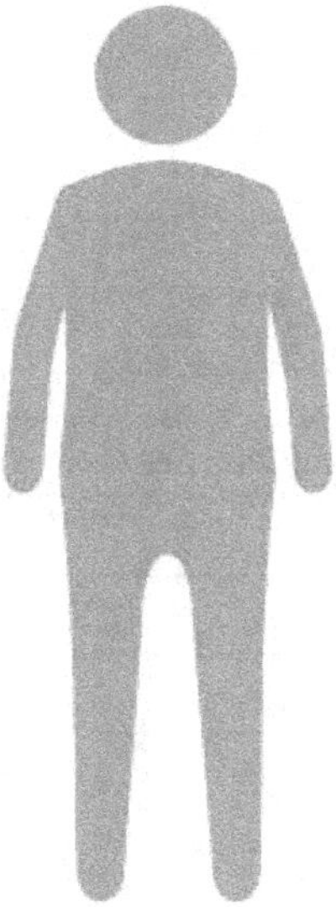

Start	Ende
Dauer	

Körperstelle	
Front	Rückseite
Links	Rechts

Schweregrad									
1	2	3	4	5	6	7	8	9	10

Start	Ende
Dauer	

Körperstelle	
Front	Rückseite
Links	Rechts

Schweregrad									
1	2	3	4	5	6	7	8	9	10

Energie
☆ ☆ ☆ ☆ ☆
Tätigkeit
☆ ☆ ☆ ☆ ☆
Schlaf
☆ ☆ ☆ ☆ ☆

Start	Ende
Dauer	

Körperstelle	
Front	Rückseite
Links	Rechts

Schweregrad									
1	2	3	4	5	6	7	8	9	10

Andere Symptome	Auslöser	Entlastungsmaßnahmen

Kommentare

Schmerz-Logbuch

Datum :-	Mon	Die	Mit	Don	Fre	Sam	Son

Schmerzbereich

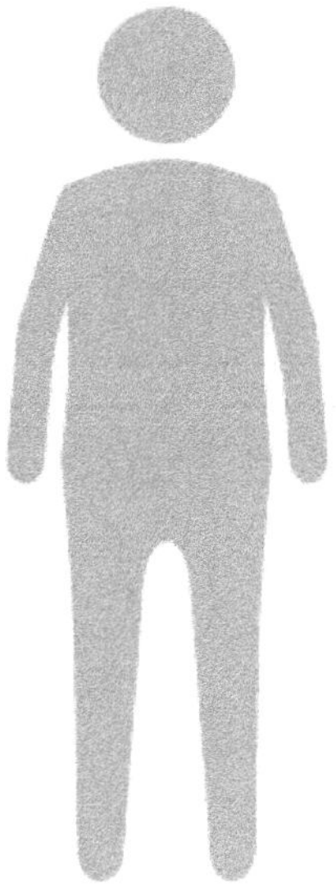

Start	Ende
Dauer	

Körperstelle	
Front	Rückseite
Links	Rechts

Schweregrad									
1	2	3	4	5	6	7	8	9	10

Start	Ende
Dauer	

Körperstelle	
Front	Rückseite
Links	Rechts

Schweregrad									
1	2	3	4	5	6	7	8	9	10

Start	Ende
Dauer	

Körperstelle	
Front	Rückseite
Links	Rechts

Schweregrad									
1	2	3	4	5	6	7	8	9	10

Energie
☆ ☆ ☆ ☆ ☆
Tätigkeit
☆ ☆ ☆ ☆ ☆
Schlaf
☆ ☆ ☆ ☆ ☆

Andere Symptome	Auslöser	Entlastungsmaßnahmen

Kommentare

Schmerz-Logbuch

Datum :-	Mon	Die	Mit	Don	Fre	Sam	Son

Schmerzbereich

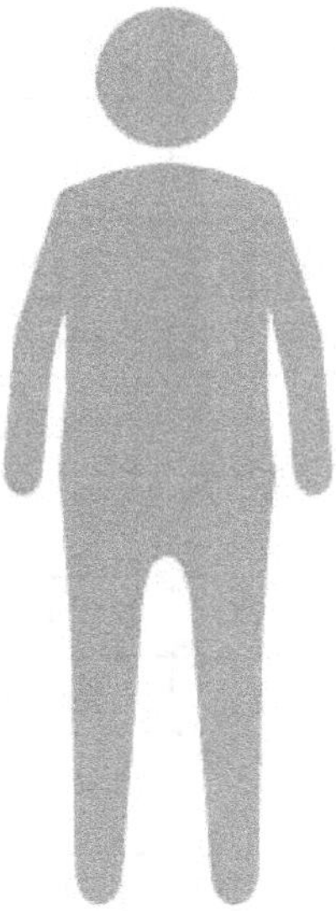

Start	Ende	Körperstelle	
Dauer		Front	Rückseite
		Links	Rechts

Schweregrad									
1	2	3	4	5	6	7	8	9	10

Start	Ende	Körperstelle	
Dauer		Front	Rückseite
		Links	Rechts

Schweregrad									
1	2	3	4	5	6	7	8	9	10

Start	Ende	Körperstelle	
Dauer		Front	Rückseite
		Links	Rechts

Schweregrad									
1	2	3	4	5	6	7	8	9	10

Energie
☆ ☆ ☆ ☆ ☆
Tätigkeit
☆ ☆ ☆ ☆ ☆
Schlaf
☆ ☆ ☆ ☆ ☆

Andere Symptome	Auslöser	Entlastungsmaßnahmen

Kommentare

Schmerz-Logbuch

Datum :-	Mon	Die	Mit	Don	Fre	Sam	Son

Schmerzbereich

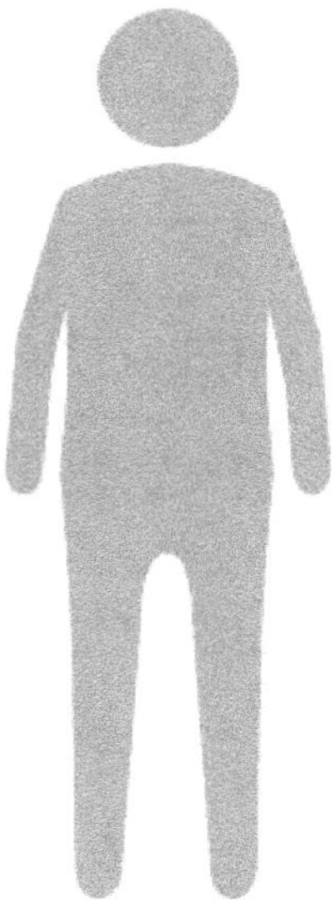

Start	Ende
Dauer	

Körperstelle	
Front	Rückseite
Links	Rechts

Schweregrad									
1	2	3	4	5	6	7	8	9	10

Start	Ende
Dauer	

Körperstelle	
Front	Rückseite
Links	Rechts

Schweregrad									
1	2	3	4	5	6	7	8	9	10

Start	Ende
Dauer	

Körperstelle	
Front	Rückseite
Links	Rechts

Schweregrad									
1	2	3	4	5	6	7	8	9	10

Energie
☆ ☆ ☆ ☆ ☆
Tätigkeit
☆ ☆ ☆ ☆ ☆
Schlaf
☆ ☆ ☆ ☆ ☆

Andere Symptome	Auslöser	Entlastungsmaßnahmen

Kommentare

Schmerz-Logbuch

Datum :-	Mon	Die	Mit	Don	Fre	Sam	Son

Schmerzbereich

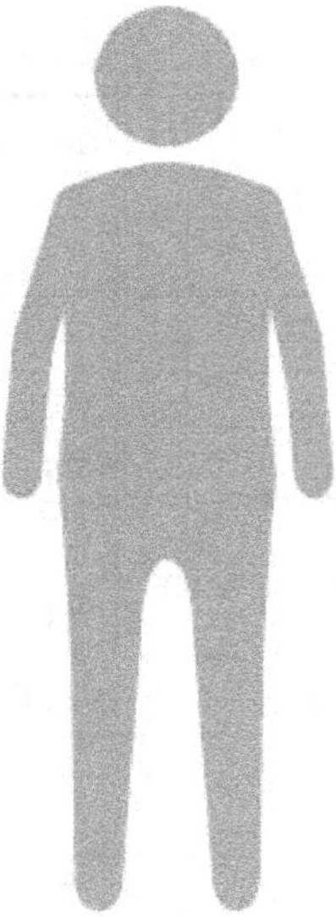

Start	Ende	Körperstelle	
Dauer		Front	Rückseite
		Links	Rechts

Schweregrad									
1	2	3	4	5	6	7	8	9	10

Start	Ende	Körperstelle	
Dauer		Front	Rückseite
		Links	Rechts

Schweregrad									
1	2	3	4	5	6	7	8	9	10

Start	Ende	Körperstelle	
Dauer		Front	Rückseite
		Links	Rechts

Schweregrad									
1	2	3	4	5	6	7	8	9	10

Energie
☆ ☆ ☆ ☆ ☆
Tätigkeit
☆ ☆ ☆ ☆ ☆
Schlaf
☆ ☆ ☆ ☆ ☆

Andere Symptome	Auslöser	Entlastungsmaßnahmen

Kommentare

Schmerz-Logbuch

Datum :-	Mon	Die	Mit	Don	Fre	Sam	Son

Schmerzbereich

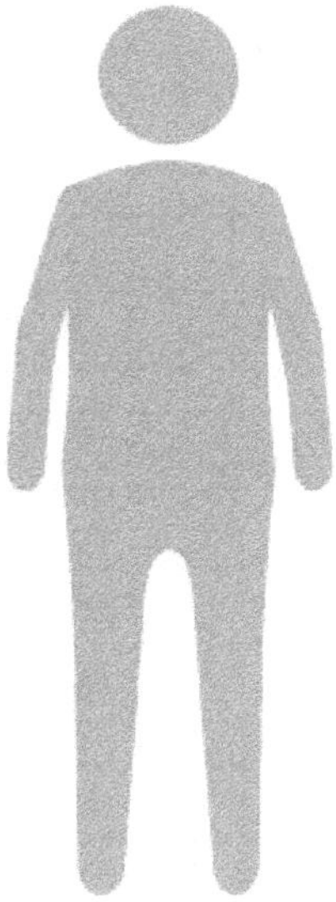

Start	Ende
Dauer	

Körperstelle	
Front	Rückseite
Links	Rechts

Schweregrad									
1	2	3	4	5	6	7	8	9	10

Start	Ende
Dauer	

Körperstelle	
Front	Rückseite
Links	Rechts

Schweregrad									
1	2	3	4	5	6	7	8	9	10

Energie
☆ ☆ ☆ ☆ ☆
Tätigkeit
☆ ☆ ☆ ☆ ☆
Schlaf
☆ ☆ ☆ ☆ ☆

Start	Ende
Dauer	

Körperstelle	
Front	Rückseite
Links	Rechts

Schweregrad									
1	2	3	4	5	6	7	8	9	10

Andere Symptome	Auslöser	Entlastungsmaßnahmen

Kommentare

Schmerz-Logbuch

Datum :-	Mon	Die	Mit	Don	Fre	Sam	Son

Schmerzbereich

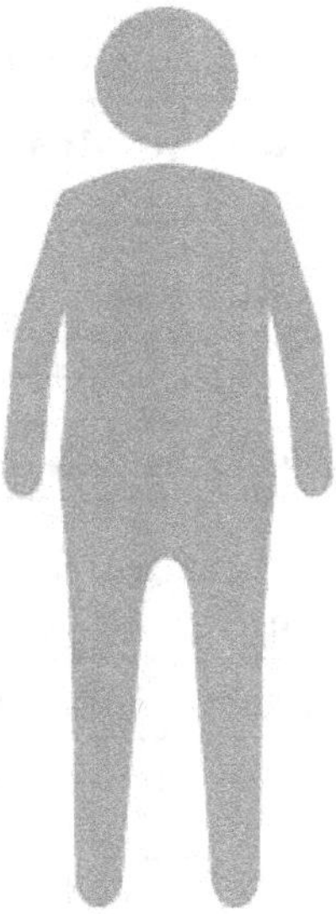

Start	Ende
Dauer	

Körperstelle	
Front	Rückseite
Links	Rechts

Schweregrad									
1	2	3	4	5	6	7	8	9	10

Start	Ende
Dauer	

Körperstelle	
Front	Rückseite
Links	Rechts

Schweregrad									
1	2	3	4	5	6	7	8	9	10

Start	Ende
Dauer	

Körperstelle	
Front	Rückseite
Links	Rechts

Schweregrad									
1	2	3	4	5	6	7	8	9	10

Energie
☆ ☆ ☆ ☆ ☆
Tätigkeit
☆ ☆ ☆ ☆ ☆
Schlaf
☆ ☆ ☆ ☆ ☆

Andere Symptome	Auslöser	Entlastungsmaßnahmen

Kommentare

Schmerz-Logbuch

Datum :-	Mon	Die	Mit	Don	Fre	Sam	Son

Schmerzbereich

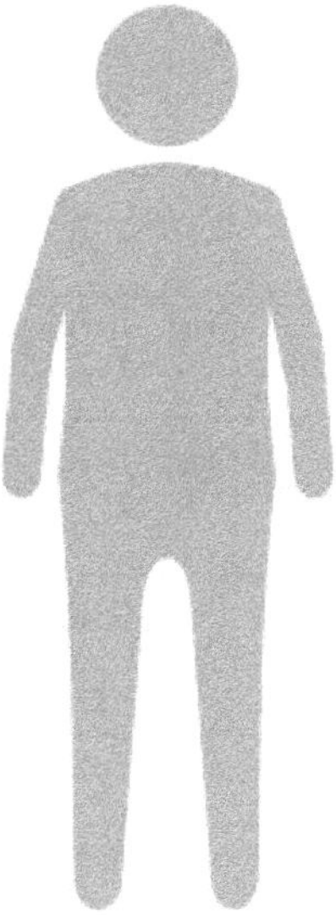

Start	Ende
Dauer	

Körperstelle	
Front	Rückseite
Links	Rechts

Schweregrad									
1	2	3	4	5	6	7	8	9	10

Start	Ende
Dauer	

Körperstelle	
Front	Rückseite
Links	Rechts

Schweregrad									
1	2	3	4	5	6	7	8	9	10

Start	Ende
Dauer	

Körperstelle	
Front	Rückseite
Links	Rechts

Schweregrad									
1	2	3	4	5	6	7	8	9	10

Energie				
☆	☆	☆	☆	☆
Tätigkeit				
☆	☆	☆	☆	☆
Schlaf				
☆	☆	☆	☆	☆

Andere Symptome	Auslöser	Entlastungsmaßnahmen

Kommentare

Schmerz-Logbuch

Datum :-		Mon	Die	Mit	Don	Fre	Sam	Son

Schmerzbereich
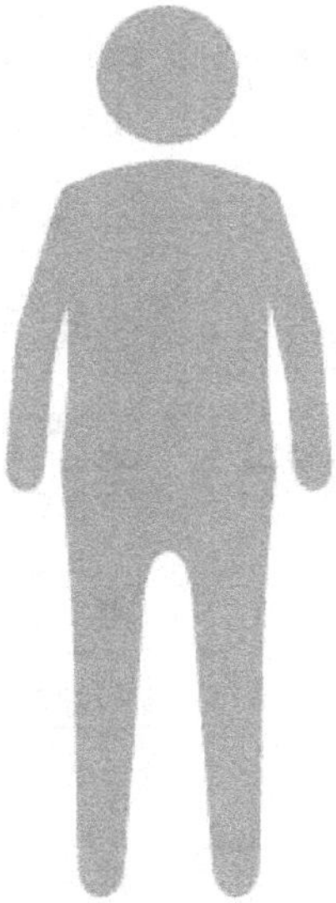

Start	Ende
Dauer	

Körperstelle	
Front	Rückseite
Links	Rechts

Schweregrad									
1	2	3	4	5	6	7	8	9	10

Start	Ende
Dauer	

Körperstelle	
Front	Rückseite
Links	Rechts

Schweregrad									
1	2	3	4	5	6	7	8	9	10

Start	Ende
Dauer	

Körperstelle	
Front	Rückseite
Links	Rechts

Schweregrad									
1	2	3	4	5	6	7	8	9	10

Energie
☆ ☆ ☆ ☆ ☆
Tätigkeit
☆ ☆ ☆ ☆ ☆
Schlaf
☆ ☆ ☆ ☆ ☆

Andere Symptome	Auslöser	Entlastungsmaßnahmen

Kommentare

Schmerz-Logbuch

Datum :-	Mon	Die	Mit	Don	Fre	Sam	Son

Schmerzbereich

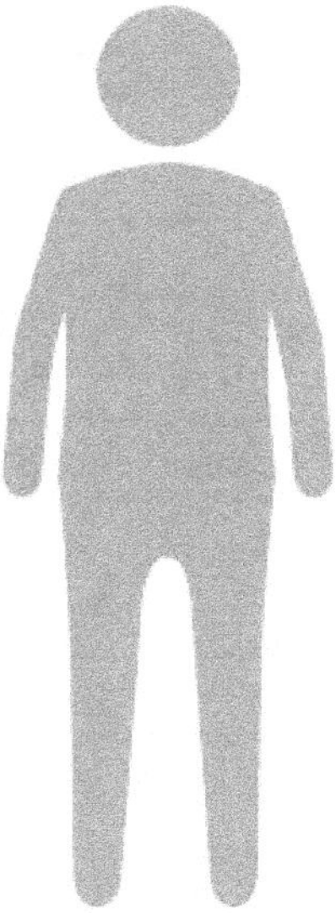

Start	Ende
Dauer	

Körperstelle	
Front	Rückseite
Links	Rechts

Schweregrad									
1	2	3	4	5	6	7	8	9	10

Start	Ende
Dauer	

Körperstelle	
Front	Rückseite
Links	Rechts

Schweregrad									
1	2	3	4	5	6	7	8	9	10

Start	Ende
Dauer	

Körperstelle	
Front	Rückseite
Links	Rechts

Schweregrad									
1	2	3	4	5	6	7	8	9	10

Energie
☆ ☆ ☆ ☆ ☆
Tätigkeit
☆ ☆ ☆ ☆ ☆
Schlaf
☆ ☆ ☆ ☆ ☆

Andere Symptome	Auslöser	Entlastungsmaßnahmen

Kommentare

Schmerz-Logbuch

Datum :-	Mon	Die	Mit	Don	Fre	Sam	Son

Schmerzbereich
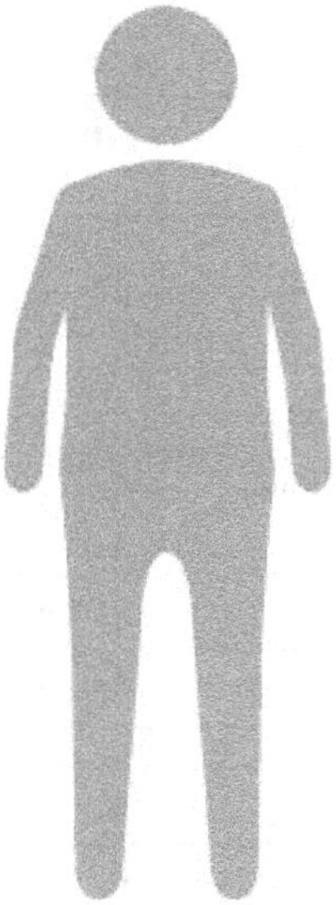

Start	Ende
Dauer	

Körperstelle	
Front	Rückseite
Links	Rechts

Schweregrad									
1	2	3	4	5	6	7	8	9	10

Start	Ende
Dauer	

Körperstelle	
Front	Rückseite
Links	Rechts

Schweregrad									
1	2	3	4	5	6	7	8	9	10

Start	Ende
Dauer	

Körperstelle	
Front	Rückseite
Links	Rechts

Schweregrad									
1	2	3	4	5	6	7	8	9	10

Energie
☆ ☆ ☆ ☆ ☆
Tätigkeit
☆ ☆ ☆ ☆ ☆
Schlaf
☆ ☆ ☆ ☆ ☆

Andere Symptome	Auslöser	Entlastungsmaßnahmen

Kommentare

Schmerz-Logbuch

Datum :-	Mon	Die	Mit	Don	Fre	Sam	Son

Schmerzbereich

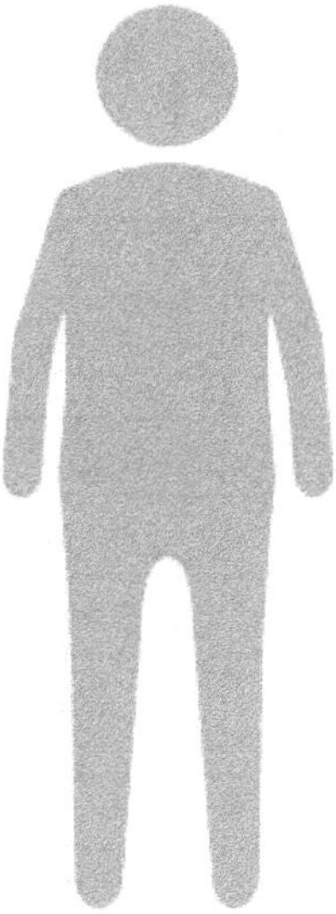

Start	Ende
Dauer	

Körperstelle	
Front	Rückseite
Links	Rechts

Schweregrad									
1	2	3	4	5	6	7	8	9	10

Start	Ende
Dauer	

Körperstelle	
Front	Rückseite
Links	Rechts

Schweregrad									
1	2	3	4	5	6	7	8	9	10

Start	Ende
Dauer	

Körperstelle	
Front	Rückseite
Links	Rechts

Schweregrad									
1	2	3	4	5	6	7	8	9	10

Energie
☆ ☆ ☆ ☆ ☆
Tätigkeit
☆ ☆ ☆ ☆ ☆
Schlaf
☆ ☆ ☆ ☆ ☆

Andere Symptome	Auslöser	Entlastungsmaßnahmen

Kommentare

Schmerz-Logbuch

Datum :-

Mon	Die	Mit	Don	Fre	Sam	Son

Schmerzbereich

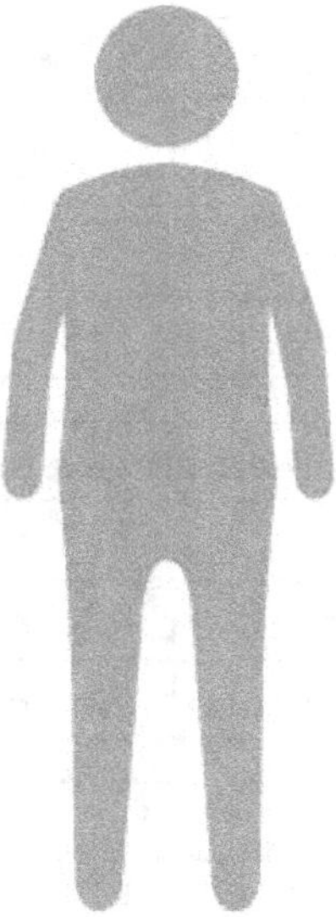

Start	Ende
Dauer	

Körperstelle	
Front	Rückseite
Links	Rechts

Schweregrad									
1	2	3	4	5	6	7	8	9	10

Start	Ende
Dauer	

Körperstelle	
Front	Rückseite
Links	Rechts

Schweregrad									
1	2	3	4	5	6	7	8	9	10

Start	Ende
Dauer	

Körperstelle	
Front	Rückseite
Links	Rechts

Schweregrad									
1	2	3	4	5	6	7	8	9	10

Energie
☆ ☆ ☆ ☆ ☆
Tätigkeit
☆ ☆ ☆ ☆ ☆
Schlaf
☆ ☆ ☆ ☆ ☆

Andere Symptome	Auslöser	Entlastungsmaßnahmen

Kommentare

Schmerz-Logbuch

Datum :-	Mon	Die	Mit	Don	Fre	Sam	Son

Schmerzbereich

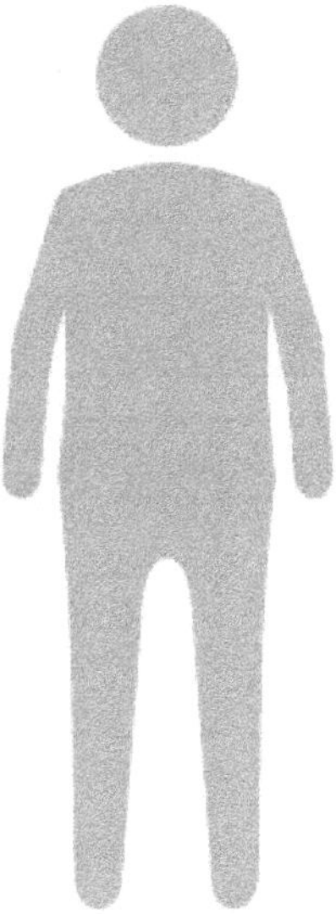

Start	Ende
Dauer	

Körperstelle	
Front	Rückseite
Links	Rechts

Schweregrad									
1	2	3	4	5	6	7	8	9	10

Start	Ende
Dauer	

Körperstelle	
Front	Rückseite
Links	Rechts

Schweregrad									
1	2	3	4	5	6	7	8	9	10

Start	Ende
Dauer	

Körperstelle	
Front	Rückseite
Links	Rechts

Schweregrad									
1	2	3	4	5	6	7	8	9	10

Energie
☆ ☆ ☆ ☆ ☆
Tätigkeit
☆ ☆ ☆ ☆ ☆
Schlaf
☆ ☆ ☆ ☆ ☆

Andere Symptome	Auslöser	Entlastungsmaßnahmen

Kommentare

Schmerz-Logbuch

Datum :-	Mon	Die	Mit	Don	Fre	Sam	Son

Schmerzbereich

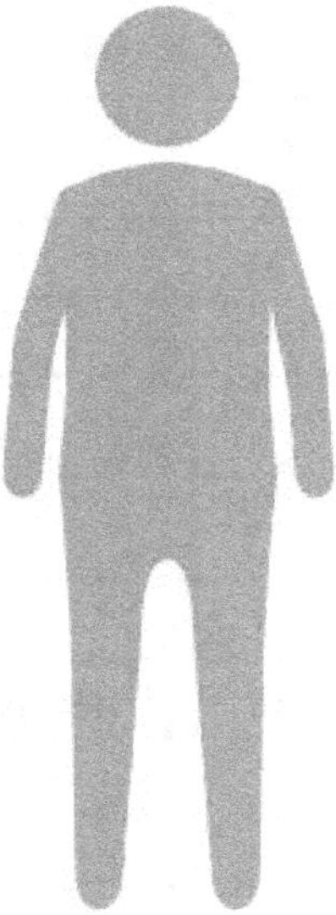

Start	Ende	Körperstelle	
Dauer		Front	Rückseite
		Links	Rechts

Schweregrad									
1	2	3	4	5	6	7	8	9	10

Start	Ende	Körperstelle	
Dauer		Front	Rückseite
		Links	Rechts

Schweregrad									
1	2	3	4	5	6	7	8	9	10

Start	Ende	Körperstelle	
Dauer		Front	Rückseite
		Links	Rechts

Schweregrad									
1	2	3	4	5	6	7	8	9	10

Energie
☆ ☆ ☆ ☆ ☆
Tätigkeit
☆ ☆ ☆ ☆ ☆
Schlaf
☆ ☆ ☆ ☆ ☆

Andere Symptome	Auslöser	Entlastungsmaßnahmen

Kommentare

Schmerz-Logbuch

Datum :-	Mon	Die	Mit	Don	Fre	Sam	Son

Schmerzbereich

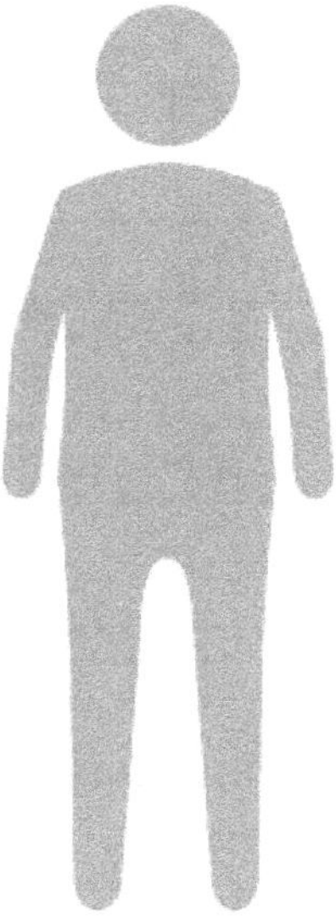

Start	Ende
Dauer	

Körperstelle	
Front	Rückseite
Links	Rechts

Schweregrad									
1	2	3	4	5	6	7	8	9	10

Start	Ende
Dauer	

Körperstelle	
Front	Rückseite
Links	Rechts

Schweregrad									
1	2	3	4	5	6	7	8	9	10

Start	Ende
Dauer	

Körperstelle	
Front	Rückseite
Links	Rechts

Schweregrad									
1	2	3	4	5	6	7	8	9	10

Energie
☆ ☆ ☆ ☆ ☆
Tätigkeit
☆ ☆ ☆ ☆ ☆
Schlaf
☆ ☆ ☆ ☆ ☆

Andere Symptome	Auslöser	Entlastungsmaßnahmen

Kommentare

Schmerz-Logbuch

Datum :-	Mon	Die	Mit	Don	Fre	Sam	Son

Schmerzbereich

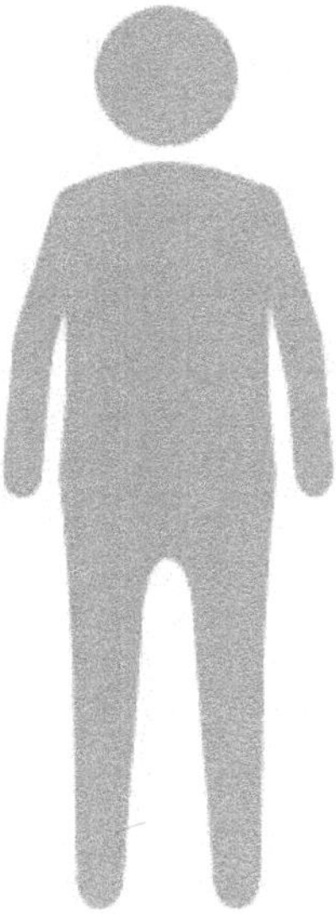

Energie
☆ ☆ ☆ ☆ ☆
Tätigkeit
☆ ☆ ☆ ☆ ☆
Schlaf
☆ ☆ ☆ ☆ ☆

Start	Ende	Körperstelle	
Dauer		Front	Rückseite
		Links	Rechts

Schweregrad									
1	2	3	4	5	6	7	8	9	10

Start	Ende	Körperstelle	
Dauer		Front	Rückseite
		Links	Rechts

Schweregrad									
1	2	3	4	5	6	7	8	9	10

Start	Ende	Körperstelle	
Dauer		Front	Rückseite
		Links	Rechts

Schweregrad									
1	2	3	4	5	6	7	8	9	10

Andere Symptome	Auslöser	Entlastungsmaßnahmen

Kommentare

Schmerz-Logbuch

Datum :-	Mon	Die	Mit	Don	Fre	Sam	Son

Schmerzbereich

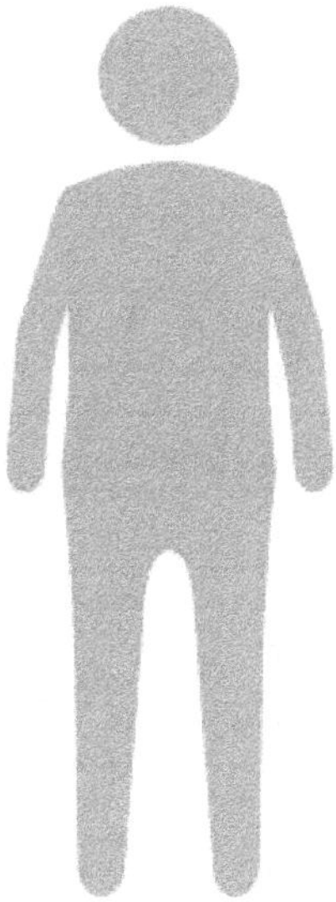

Start	Ende
Dauer	

Körperstelle	
Front	Rückseite
Links	Rechts

Schweregrad									
1	2	3	4	5	6	7	8	9	10

Start	Ende
Dauer	

Körperstelle	
Front	Rückseite
Links	Rechts

Schweregrad									
1	2	3	4	5	6	7	8	9	10

Start	Ende
Dauer	

Körperstelle	
Front	Rückseite
Links	Rechts

Schweregrad									
1	2	3	4	5	6	7	8	9	10

Energie
☆ ☆ ☆ ☆ ☆
Tätigkeit
☆ ☆ ☆ ☆ ☆
Schlaf
☆ ☆ ☆ ☆ ☆

Andere Symptome	Auslöser	Entlastungsmaßnahmen

Kommentare

Schmerz-Logbuch

Datum :-	Mon	Die	Mit	Don	Fre	Sam	Son

Schmerzbereich
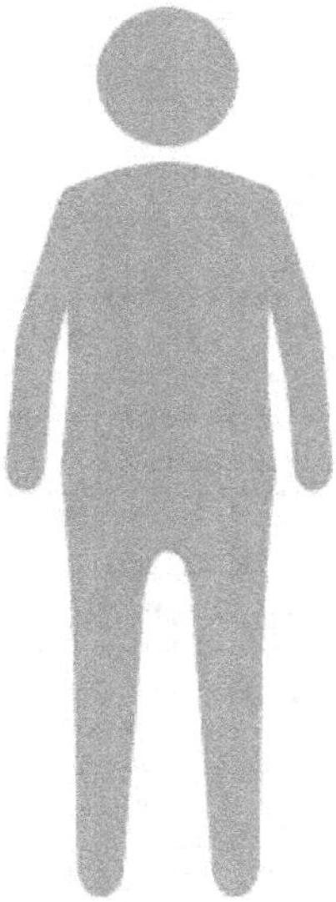

Start	Ende
Dauer	

Körperstelle	
Front	Rückseite
Links	Rechts

Schweregrad									
1	2	3	4	5	6	7	8	9	10

Start	Ende
Dauer	

Körperstelle	
Front	Rückseite
Links	Rechts

Schweregrad									
1	2	3	4	5	6	7	8	9	10

Energie
☆ ☆ ☆ ☆ ☆
Tätigkeit
☆ ☆ ☆ ☆ ☆
Schlaf
☆ ☆ ☆ ☆ ☆

Start	Ende
Dauer	

Körperstelle	
Front	Rückseite
Links	Rechts

Schweregrad									
1	2	3	4	5	6	7	8	9	10

Andere Symptome	Auslöser	Entlastungsmaßnahmen

Kommentare

Schmerz-Logbuch

Datum :-	Mon	Die	Mit	Don	Fre	Sam	Son

Schmerzbereich

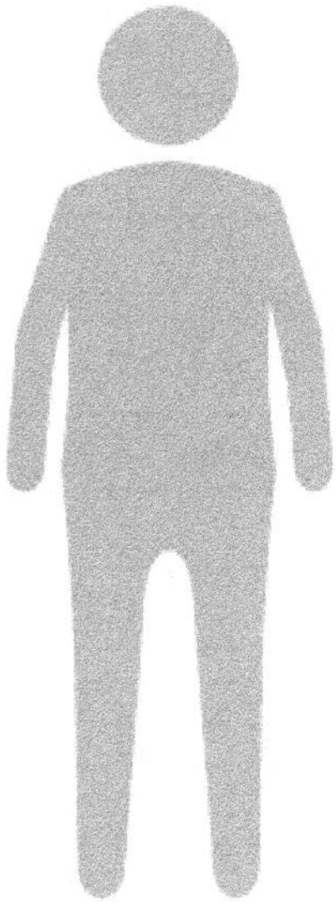

Start	Ende
Dauer	

Körperstelle	
Front	Rückseite
Links	Rechts

Schweregrad									
1	2	3	4	5	6	7	8	9	10

Start	Ende
Dauer	

Körperstelle	
Front	Rückseite
Links	Rechts

Schweregrad									
1	2	3	4	5	6	7	8	9	10

Start	Ende
Dauer	

Körperstelle	
Front	Rückseite
Links	Rechts

Schweregrad									
1	2	3	4	5	6	7	8	9	10

Energie
☆ ☆ ☆ ☆ ☆
Tätigkeit
☆ ☆ ☆ ☆ ☆
Schlaf
☆ ☆ ☆ ☆ ☆

Andere Symptome	Auslöser	Entlastungsmaßnahmen

Kommentare

Schmerz-Logbuch

Datum :-	Mon	Die	Mit	Don	Fre	Sam	Son

Schmerzbereich

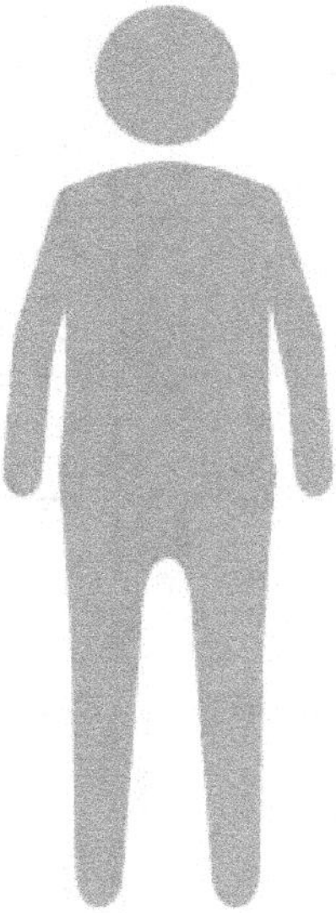

Start	Ende	Körperstelle	
Dauer		Front	Rückseite
		Links	Rechts

Schweregrad									
1	2	3	4	5	6	7	8	9	10

Start	Ende	Körperstelle	
Dauer		Front	Rückseite
		Links	Rechts

Schweregrad									
1	2	3	4	5	6	7	8	9	10

Start	Ende	Körperstelle	
Dauer		Front	Rückseite
		Links	Rechts

Schweregrad									
1	2	3	4	5	6	7	8	9	10

Energie
☆ ☆ ☆ ☆ ☆
Tätigkeit
☆ ☆ ☆ ☆ ☆
Schlaf
☆ ☆ ☆ ☆ ☆

Andere Symptome	Auslöser	Entlastungsmaßnahmen

Kommentare

Schmerz-Logbuch

Datum :-	Mon	Die	Mit	Don	Fre	Sam	Son

Schmerzbereich

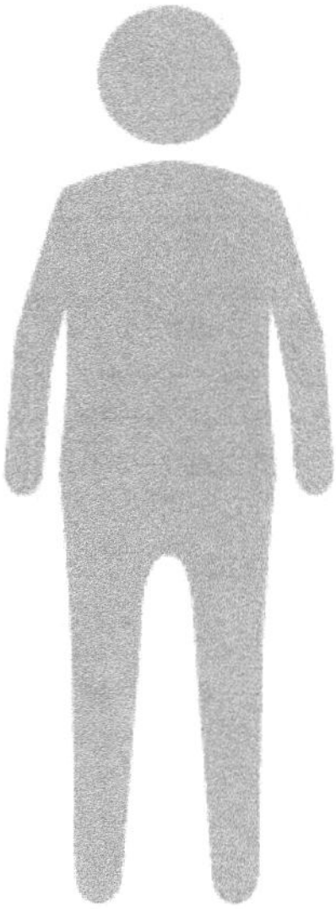

Start	Ende
Dauer	

Körperstelle	
Front	Rückseite
Links	Rechts

Schweregrad									
1	2	3	4	5	6	7	8	9	10

Start	Ende
Dauer	

Körperstelle	
Front	Rückseite
Links	Rechts

Schweregrad									
1	2	3	4	5	6	7	8	9	10

Start	Ende
Dauer	

Körperstelle	
Front	Rückseite
Links	Rechts

Schweregrad									
1	2	3	4	5	6	7	8	9	10

Energie
☆ ☆ ☆ ☆ ☆
Tätigkeit
☆ ☆ ☆ ☆ ☆
Schlaf
☆ ☆ ☆ ☆ ☆

Andere Symptome	Auslöser	Entlastungsmaßnahmen

Kommentare

Schmerz-Logbuch

Datum :-	Mon	Die	Mit	Don	Fre	Sam	Son

Schmerzbereich

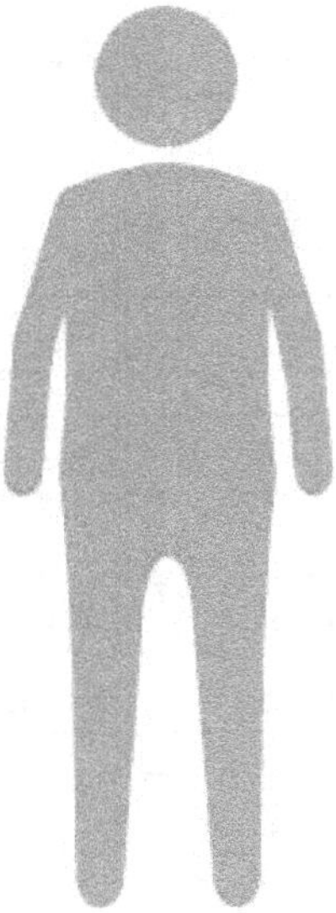

Start	Ende
Dauer	

Körperstelle	
Front	Rückseite
Links	Rechts

Schweregrad									
1	2	3	4	5	6	7	8	9	10

Start	Ende
Dauer	

Körperstelle	
Front	Rückseite
Links	Rechts

Schweregrad									
1	2	3	4	5	6	7	8	9	10

Start	Ende
Dauer	

Körperstelle	
Front	Rückseite
Links	Rechts

Schweregrad									
1	2	3	4	5	6	7	8	9	10

Energie
☆ ☆ ☆ ☆ ☆
Tätigkeit
☆ ☆ ☆ ☆ ☆
Schlaf
☆ ☆ ☆ ☆ ☆

Andere Symptome	Auslöser	Entlastungsmaßnahmen

Kommentare

Schmerz-Logbuch

Datum :-	Mon	Die	Mit	Don	Fre	Sam	Son

Schmerzbereich

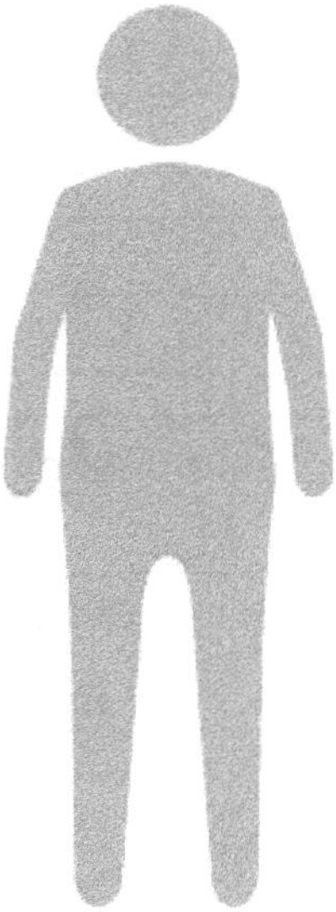

Start	Ende
Dauer	

Körperstelle	
Front	Rückseite
Links	Rechts

Schweregrad									
1	2	3	4	5	6	7	8	9	10

Start	Ende
Dauer	

Körperstelle	
Front	Rückseite
Links	Rechts

Schweregrad									
1	2	3	4	5	6	7	8	9	10

Start	Ende
Dauer	

Körperstelle	
Front	Rückseite
Links	Rechts

Schweregrad									
1	2	3	4	5	6	7	8	9	10

Energie
☆ ☆ ☆ ☆ ☆
Tätigkeit
☆ ☆ ☆ ☆ ☆
Schlaf
☆ ☆ ☆ ☆ ☆

Andere Symptome	Auslöser	Entlastungsmaßnahmen

Kommentare

Schmerz-Logbuch

Datum :-	Mon	Die	Mit	Don	Fre	Sam	Son

Schmerzbereich

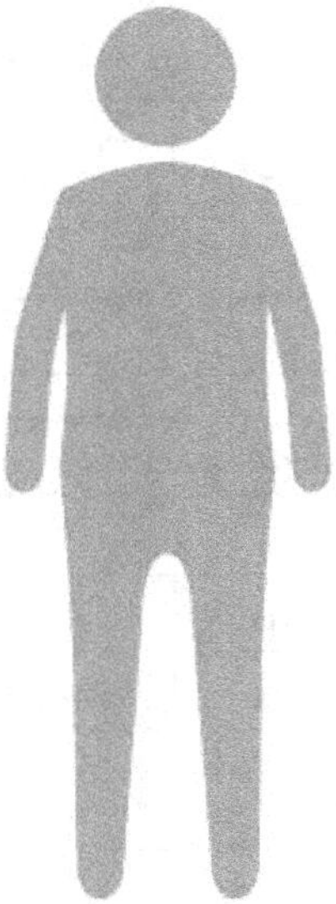

Start	Ende
Dauer	

Körperstelle	
Front	Rückseite
Links	Rechts

Schweregrad									
1	2	3	4	5	6	7	8	9	10

Start	Ende
Dauer	

Körperstelle	
Front	Rückseite
Links	Rechts

Schweregrad									
1	2	3	4	5	6	7	8	9	10

Energie
☆ ☆ ☆ ☆ ☆
Tätigkeit
☆ ☆ ☆ ☆ ☆
Schlaf
☆ ☆ ☆ ☆ ☆

Start	Ende
Dauer	

Körperstelle	
Front	Rückseite
Links	Rechts

Schweregrad									
1	2	3	4	5	6	7	8	9	10

Andere Symptome	Auslöser	Entlastungsmaßnahmen

Kommentare

Schmerz-Logbuch

Datum :-	Mon	Die	Mit	Don	Fre	Sam	Son

Schmerzbereich

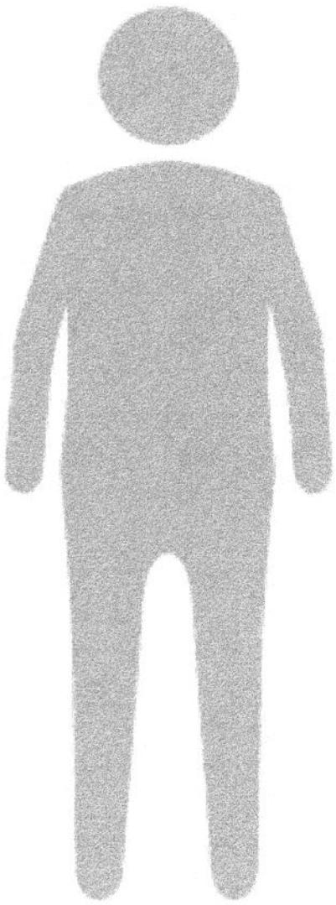

Start	Ende
Dauer	

Körperstelle	
Front	Rückseite
Links	Rechts

Schweregrad									
1	2	3	4	5	6	7	8	9	10

Start	Ende
Dauer	

Körperstelle	
Front	Rückseite
Links	Rechts

Schweregrad									
1	2	3	4	5	6	7	8	9	10

Start	Ende
Dauer	

Körperstelle	
Front	Rückseite
Links	Rechts

Schweregrad									
1	2	3	4	5	6	7	8	9	10

Energie				
☆	☆	☆	☆	☆
Tätigkeit				
☆	☆	☆	☆	☆
Schlaf				
☆	☆	☆	☆	☆

Andere Symptome	Auslöser	Entlastungsmaßnahmen

Kommentare

Schmerz-Logbuch

Datum :-		Mon	Die	Mit	Don	Fre	Sam	Son

Schmerzbereich

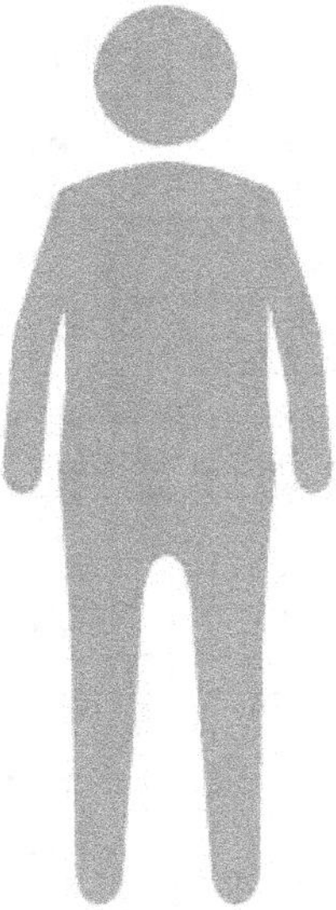

Start	Ende
Dauer	

Körperstelle	
Front	Rückseite
Links	Rechts

Schweregrad									
1	2	3	4	5	6	7	8	9	10

Start	Ende
Dauer	

Körperstelle	
Front	Rückseite
Links	Rechts

Schweregrad									
1	2	3	4	5	6	7	8	9	10

Energie
☆ ☆ ☆ ☆ ☆
Tätigkeit
☆ ☆ ☆ ☆ ☆
Schlaf
☆ ☆ ☆ ☆ ☆

Start	Ende
Dauer	

Körperstelle	
Front	Rückseite
Links	Rechts

Schweregrad									
1	2	3	4	5	6	7	8	9	10

Andere Symptome	Auslöser	Entlastungsmaßnahmen

Kommentare

Schmerz-Logbuch

Datum :-	Mon	Die	Mit	Don	Fre	Sam	Son

Schmerzbereich

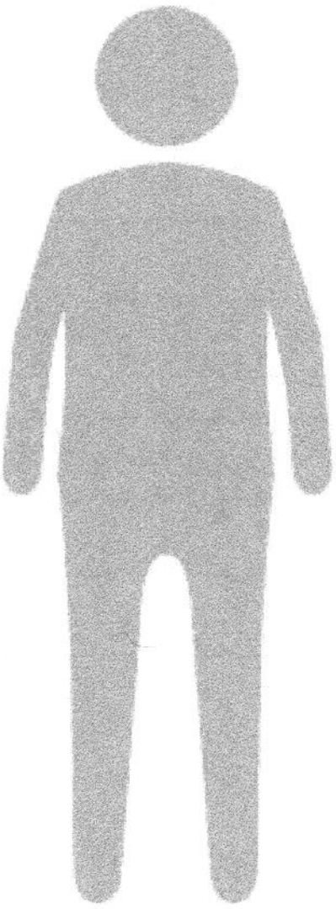

Start	Ende	Körperstelle	
Dauer		Front	Rückseite
		Links	Rechts

Schweregrad									
1	2	3	4	5	6	7	8	9	10

Start	Ende	Körperstelle	
Dauer		Front	Rückseite
		Links	Rechts

Schweregrad									
1	2	3	4	5	6	7	8	9	10

Start	Ende	Körperstelle	
Dauer		Front	Rückseite
		Links	Rechts

Schweregrad									
1	2	3	4	5	6	7	8	9	10

Energie
☆ ☆ ☆ ☆ ☆
Tätigkeit
☆ ☆ ☆ ☆ ☆
Schlaf
☆ ☆ ☆ ☆ ☆

Andere Symptome	Auslöser	Entlastungsmaßnahmen

Kommentare

Schmerz-Logbuch

Datum :-	Mon	Die	Mit	Don	Fre	Sam	Son

Schmerzbereich

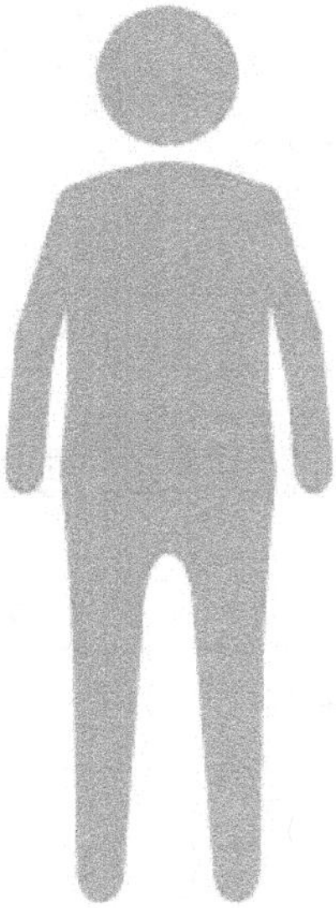

Start	Ende	Körperstelle	
Dauer		Front	Rückseite
		Links	Rechts

Schweregrad									
1	2	3	4	5	6	7	8	9	10

Start	Ende	Körperstelle	
Dauer		Front	Rückseite
		Links	Rechts

Schweregrad									
1	2	3	4	5	6	7	8	9	10

Start	Ende	Körperstelle	
Dauer		Front	Rückseite
		Links	Rechts

Schweregrad									
1	2	3	4	5	6	7	8	9	10

Energie
☆ ☆ ☆ ☆ ☆
Tätigkeit
☆ ☆ ☆ ☆ ☆
Schlaf
☆ ☆ ☆ ☆ ☆

Andere Symptome	Auslöser	Entlastungsmaßnahmen

Kommentare

Schmerz-Logbuch

Datum :-	Mon	Die	Mit	Don	Fre	Sam	Son

Schmerzbereich

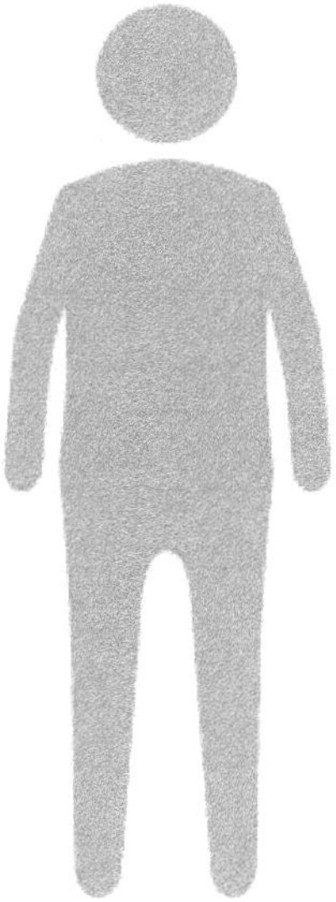

Start	Ende	Körperstelle	
Dauer		Front	Rückseite
		Links	Rechts

Schweregrad									
1	2	3	4	5	6	7	8	9	10

Start	Ende	Körperstelle	
Dauer		Front	Rückseite
		Links	Rechts

Schweregrad									
1	2	3	4	5	6	7	8	9	10

Start	Ende	Körperstelle	
Dauer		Front	Rückseite
		Links	Rechts

Schweregrad									
1	2	3	4	5	6	7	8	9	10

Energie
☆ ☆ ☆ ☆ ☆
Tätigkeit
☆ ☆ ☆ ☆ ☆
Schlaf
☆ ☆ ☆ ☆ ☆

Andere Symptome	Auslöser	Entlastungsmaßnahmen

Kommentare

Schmerz-Logbuch

Datum :-	Mon	Die	Mit	Don	Fre	Sam	Son

Schmerzbereich

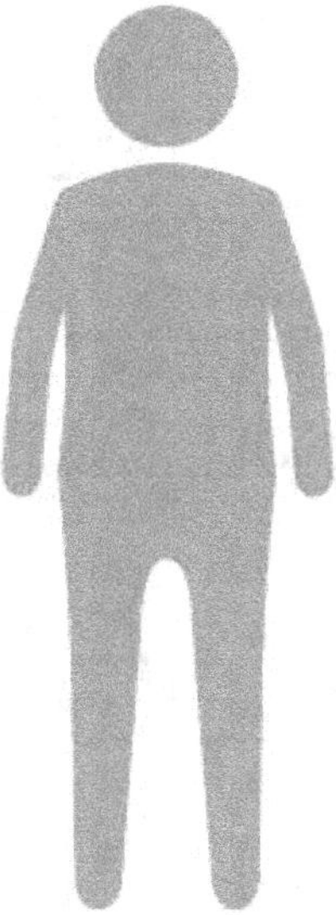

Start	Ende	Körperstelle	
Dauer		Front	Rückseite
		Links	Rechts

Schweregrad									
1	2	3	4	5	6	7	8	9	10

Start	Ende	Körperstelle	
Dauer		Front	Rückseite
		Links	Rechts

Schweregrad									
1	2	3	4	5	6	7	8	9	10

Start	Ende	Körperstelle	
Dauer		Front	Rückseite
		Links	Rechts

Schweregrad									
1	2	3	4	5	6	7	8	9	10

Energie
☆ ☆ ☆ ☆ ☆
Tätigkeit
☆ ☆ ☆ ☆ ☆
Schlaf
☆ ☆ ☆ ☆ ☆

Andere Symptome	Auslöser	Entlastungsmaßnahmen

Kommentare

Schmerz-Logbuch

Datum :-	Mon	Die	Mit	Don	Fre	Sam	Son

Schmerzbereich
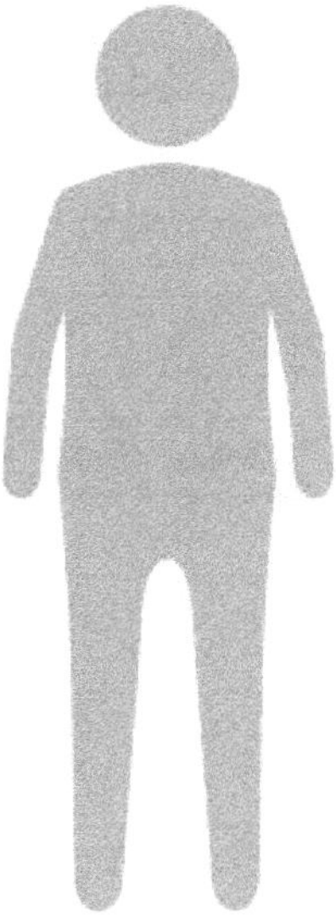

Start	Ende	Körperstelle	
Dauer		Front	Rückseite
		Links	Rechts

Schweregrad									
1	2	3	4	5	6	7	8	9	10

Start	Ende	Körperstelle	
Dauer		Front	Rückseite
		Links	Rechts

Schweregrad									
1	2	3	4	5	6	7	8	9	10

Start	Ende	Körperstelle	
Dauer		Front	Rückseite
		Links	Rechts

Schweregrad									
1	2	3	4	5	6	7	8	9	10

Energie
☆ ☆ ☆ ☆ ☆
Tätigkeit
☆ ☆ ☆ ☆ ☆
Schlaf
☆ ☆ ☆ ☆ ☆

Andere Symptome	Auslöser	Entlastungsmaßnahmen

Kommentare

Schmerz-Logbuch

Datum :-	Mon	Die	Mit	Don	Fre	Sam	Son

Schmerzbereich
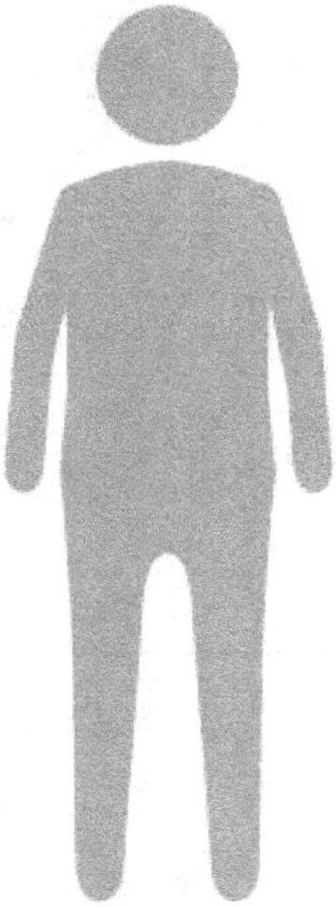

Start	Ende
Dauer	

Körperstelle	
Front	Rückseite
Links	Rechts

Schweregrad									
1	2	3	4	5	6	7	8	9	10

Start	Ende
Dauer	

Körperstelle	
Front	Rückseite
Links	Rechts

Schweregrad									
1	2	3	4	5	6	7	8	9	10

Start	Ende
Dauer	

Körperstelle	
Front	Rückseite
Links	Rechts

Schweregrad									
1	2	3	4	5	6	7	8	9	10

Energie
☆ ☆ ☆ ☆ ☆
Tätigkeit
☆ ☆ ☆ ☆ ☆
Schlaf
☆ ☆ ☆ ☆ ☆

Andere Symptome	Auslöser	Entlastungsmaßnahmen

Kommentare

Schmerz-Logbuch

Datum :-

Mon	Die	Mit	Don	Fre	Sam	Son

Schmerzbereich

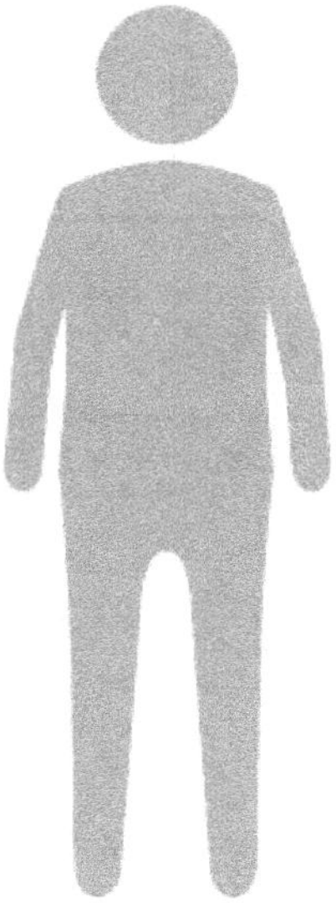

Start	Ende
Dauer	

Körperstelle	
Front	Rückseite
Links	Rechts

Schweregrad									
1	2	3	4	5	6	7	8	9	10

Start	Ende
Dauer	

Körperstelle	
Front	Rückseite
Links	Rechts

Schweregrad									
1	2	3	4	5	6	7	8	9	10

Start	Ende
Dauer	

Körperstelle	
Front	Rückseite
Links	Rechts

Schweregrad									
1	2	3	4	5	6	7	8	9	10

Energie

☆ ☆ ☆ ☆ ☆

Tätigkeit

☆ ☆ ☆ ☆ ☆

Schlaf

☆ ☆ ☆ ☆ ☆

Andere Symptome	Auslöser	Entlastungsmaßnahmen

Kommentare

Schmerz-Logbuch

Datum :-	Mon	Die	Mit	Don	Fre	Sam	Son

Schmerzbereich

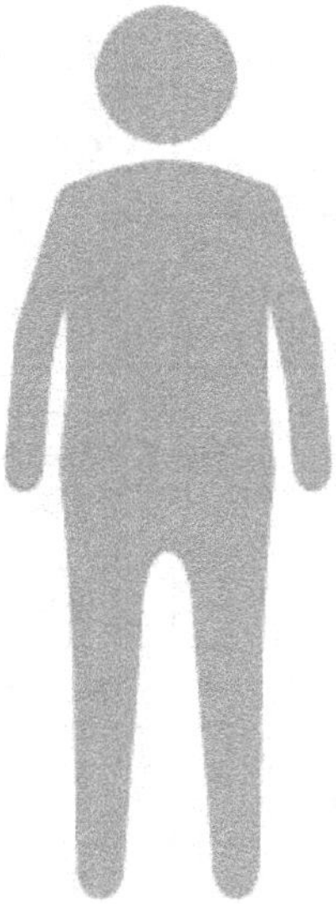

Start	Ende
Dauer	

Körperstelle	
Front	Rückseite
Links	Rechts

Schweregrad									
1	2	3	4	5	6	7	8	9	10

Start	Ende
Dauer	

Körperstelle	
Front	Rückseite
Links	Rechts

Schweregrad									
1	2	3	4	5	6	7	8	9	10

Start	Ende
Dauer	

Körperstelle	
Front	Rückseite
Links	Rechts

Schweregrad									
1	2	3	4	5	6	7	8	9	10

Energie
☆ ☆ ☆ ☆ ☆
Tätigkeit
☆ ☆ ☆ ☆ ☆
Schlaf
☆ ☆ ☆ ☆ ☆

Andere Symptome	Auslöser	Entlastungsmaßnahmen

Kommentare

Schmerz-Logbuch

Datum :-	Mon	Die	Mit	Don	Fre	Sam	Son

Schmerzbereich

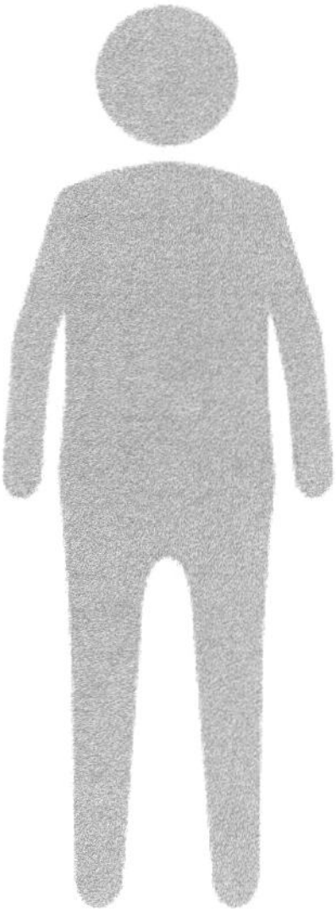

Start	Ende	Körperstelle	
Dauer		Front	Rückseite
		Links	Rechts

Schweregrad									
1	2	3	4	5	6	7	8	9	10

Start	Ende	Körperstelle	
Dauer		Front	Rückseite
		Links	Rechts

Schweregrad									
1	2	3	4	5	6	7	8	9	10

Energie
☆ ☆ ☆ ☆ ☆
Tätigkeit
☆ ☆ ☆ ☆ ☆
Schlaf
☆ ☆ ☆ ☆ ☆

Start	Ende	Körperstelle	
Dauer		Front	Rückseite
		Links	Rechts

Schweregrad									
1	2	3	4	5	6	7	8	9	10

Andere Symptome	Auslöser	Entlastungsmaßnahmen

Kommentare

Schmerz-Logbuch

Datum :-	Mon	Die	Mit	Don	Fre	Sam	Son

Schmerzbereich
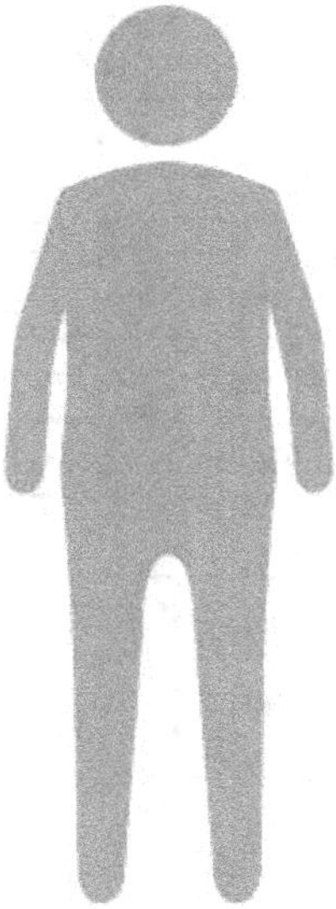

Start	Ende
Dauer	

Körperstelle	
Front	Rückseite
Links	Rechts

Schweregrad									
1	2	3	4	5	6	7	8	9	10

Start	Ende
Dauer	

Körperstelle	
Front	Rückseite
Links	Rechts

Schweregrad									
1	2	3	4	5	6	7	8	9	10

Energie
☆ ☆ ☆ ☆ ☆
Tätigkeit
☆ ☆ ☆ ☆ ☆
Schlaf
☆ ☆ ☆ ☆ ☆

Start	Ende
Dauer	

Körperstelle	
Front	Rückseite
Links	Rechts

Schweregrad									
1	2	3	4	5	6	7	8	9	10

Andere Symptome	Auslöser	Entlastungsmaßnahmen

Kommentare

Schmerz-Logbuch

Datum :-	Mon	Die	Mit	Don	Fre	Sam	Son

Schmerzbereich

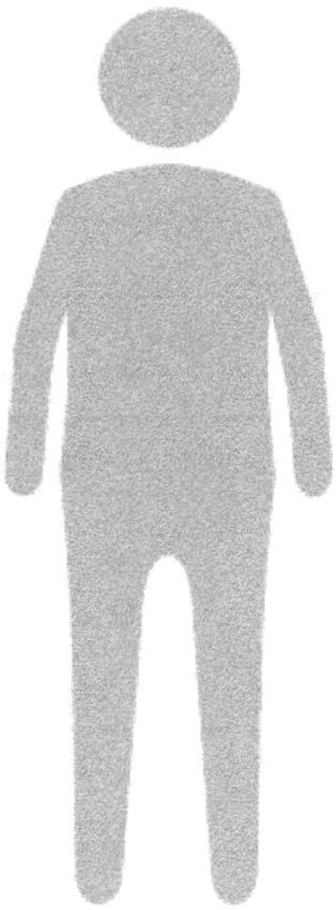

Start	Ende
Dauer	

Körperstelle	
Front	Rückseite
Links	Rechts

Schweregrad									
1	2	3	4	5	6	7	8	9	10

Start	Ende
Dauer	

Körperstelle	
Front	Rückseite
Links	Rechts

Schweregrad									
1	2	3	4	5	6	7	8	9	10

Start	Ende
Dauer	

Körperstelle	
Front	Rückseite
Links	Rechts

Schweregrad									
1	2	3	4	5	6	7	8	9	10

Energie
☆ ☆ ☆ ☆ ☆
Tätigkeit
☆ ☆ ☆ ☆ ☆
Schlaf
☆ ☆ ☆ ☆ ☆

Andere Symptome	Auslöser	Entlastungsmaßnahmen

Kommentare

Schmerz-Logbuch

Datum :-	Mon	Die	Mit	Don	Fre	Sam	Son

Schmerzbereich
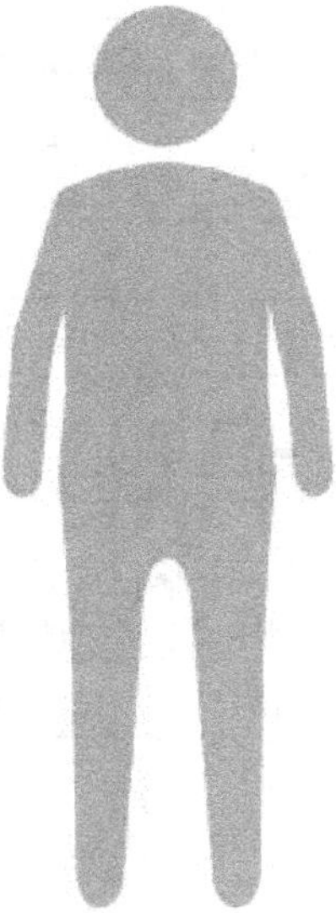

Start	Ende
Dauer	

Körperstelle	
Front	Rückseite
Links	Rechts

Schweregrad									
1	2	3	4	5	6	7	8	9	10

Start	Ende
Dauer	

Körperstelle	
Front	Rückseite
Links	Rechts

Schweregrad									
1	2	3	4	5	6	7	8	9	10

Start	Ende
Dauer	

Körperstelle	
Front	Rückseite
Links	Rechts

Schweregrad									
1	2	3	4	5	6	7	8	9	10

Energie
☆ ☆ ☆ ☆ ☆
Tätigkeit
☆ ☆ ☆ ☆ ☆
Schlaf
☆ ☆ ☆ ☆ ☆

Andere Symptome	Auslöser	Entlastungsmaßnahmen

Kommentare

Schmerz-Logbuch

Datum :-

Mon	Die	Mit	Don	Fre	Sam	Son

Schmerzbereich

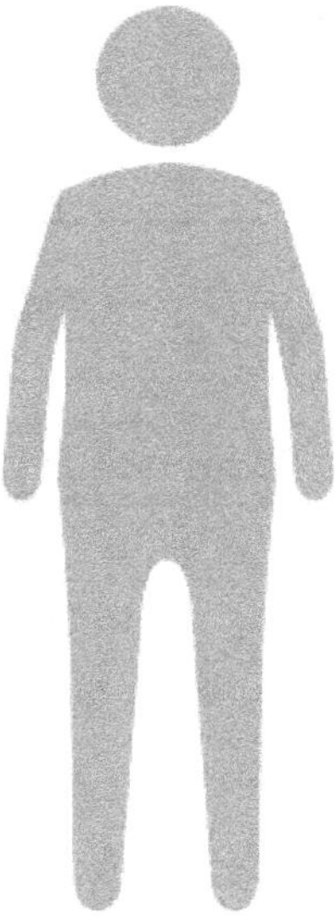

Start	Ende
Dauer	

Körperstelle	
Front	Rückseite
Links	Rechts

Schweregrad									
1	2	3	4	5	6	7	8	9	10

Start	Ende
Dauer	

Körperstelle	
Front	Rückseite
Links	Rechts

Schweregrad									
1	2	3	4	5	6	7	8	9	10

Start	Ende
Dauer	

Körperstelle	
Front	Rückseite
Links	Rechts

Schweregrad									
1	2	3	4	5	6	7	8	9	10

Energie
☆ ☆ ☆ ☆ ☆
Tätigkeit
☆ ☆ ☆ ☆ ☆
Schlaf
☆ ☆ ☆ ☆ ☆

Andere Symptome	Auslöser	Entlastungsmaßnahmen

Kommentare

Schmerz-Logbuch

Datum :-	Mon	Die	Mit	Don	Fre	Sam	Son

Schmerzbereich

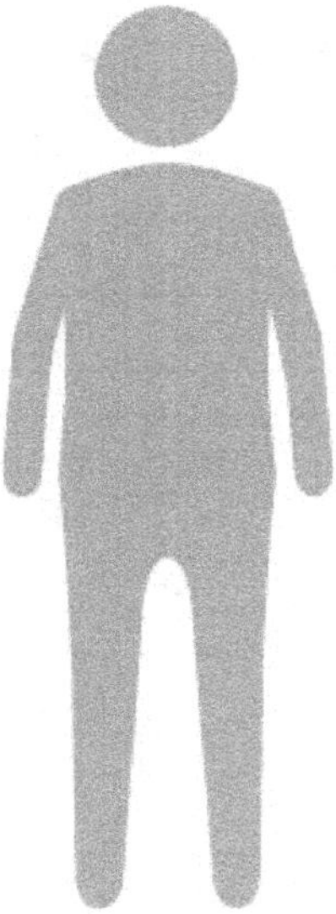

Start	Ende	Körperstelle	
Dauer		Front	Rückseite
		Links	Rechts

Schweregrad									
1	2	3	4	5	6	7	8	9	10

Start	Ende	Körperstelle	
Dauer		Front	Rückseite
		Links	Rechts

Schweregrad									
1	2	3	4	5	6	7	8	9	10

Start	Ende	Körperstelle	
Dauer		Front	Rückseite
		Links	Rechts

Schweregrad									
1	2	3	4	5	6	7	8	9	10

Energie
☆ ☆ ☆ ☆ ☆
Tätigkeit
☆ ☆ ☆ ☆ ☆
Schlaf
☆ ☆ ☆ ☆ ☆

Andere Symptome	Auslöser	Entlastungsmaßnahmen

Kommentare

Schmerz-Logbuch

Datum :-	Mon	Die	Mit	Don	Fre	Sam	Son

Schmerzbereich

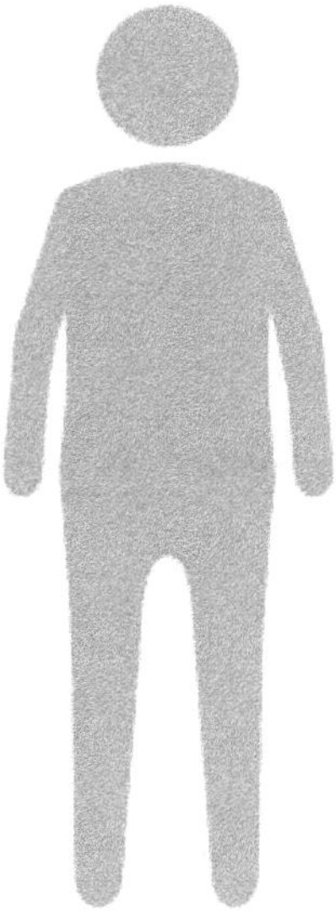

Start	Ende
Dauer	

Körperstelle	
Front	Rückseite
Links	Rechts

Schweregrad									
1	2	3	4	5	6	7	8	9	10

Start	Ende
Dauer	

Körperstelle	
Front	Rückseite
Links	Rechts

Schweregrad									
1	2	3	4	5	6	7	8	9	10

Start	Ende
Dauer	

Körperstelle	
Front	Rückseite
Links	Rechts

Schweregrad									
1	2	3	4	5	6	7	8	9	10

Energie
☆ ☆ ☆ ☆ ☆
Tätigkeit
☆ ☆ ☆ ☆ ☆
Schlaf
☆ ☆ ☆ ☆ ☆

Andere Symptome	Auslöser	Entlastungsmaßnahmen

Kommentare

Schmerz-Logbuch

Datum :-	Mon	Die	Mit	Don	Fre	Sam	Son

Schmerzbereich

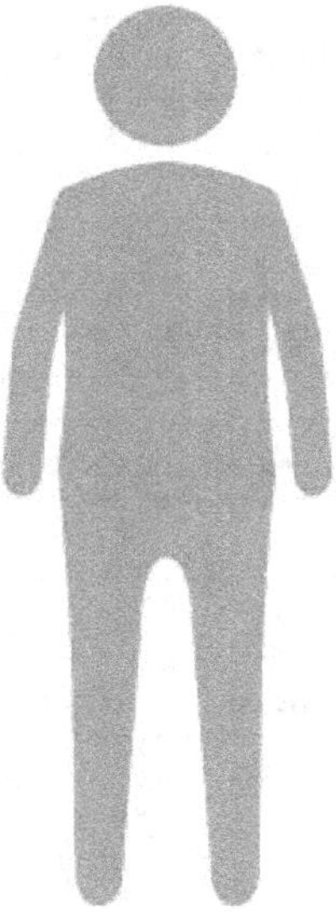

Start	Ende
Dauer	

Körperstelle	
Front	Rückseite
Links	Rechts

Schweregrad									
1	2	3	4	5	6	7	8	9	10

Start	Ende
Dauer	

Körperstelle	
Front	Rückseite
Links	Rechts

Schweregrad									
1	2	3	4	5	6	7	8	9	10

Start	Ende
Dauer	

Körperstelle	
Front	Rückseite
Links	Rechts

Schweregrad									
1	2	3	4	5	6	7	8	9	10

Energie
☆ ☆ ☆ ☆ ☆
Tätigkeit
☆ ☆ ☆ ☆ ☆
Schlaf
☆ ☆ ☆ ☆ ☆

Andere Symptome	Auslöser	Entlastungsmaßnahmen

Kommentare

Schmerz-Logbuch

Datum :-		Mon	Die	Mit	Don	Fre	Sam	Son

Schmerzbereich

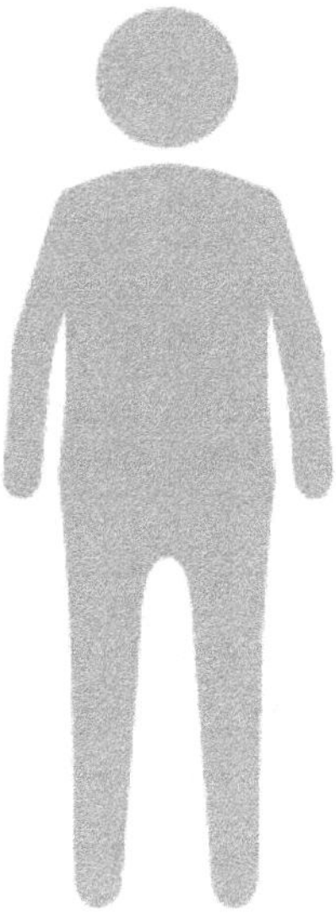

Start	Ende
Dauer	

Körperstelle	
Front	Rückseite
Links	Rechts

Schweregrad									
1	2	3	4	5	6	7	8	9	10

Start	Ende
Dauer	

Körperstelle	
Front	Rückseite
Links	Rechts

Schweregrad									
1	2	3	4	5	6	7	8	9	10

Start	Ende
Dauer	

Körperstelle	
Front	Rückseite
Links	Rechts

Schweregrad									
1	2	3	4	5	6	7	8	9	10

Energie
☆ ☆ ☆ ☆ ☆
Tätigkeit
☆ ☆ ☆ ☆ ☆
Schlaf
☆ ☆ ☆ ☆ ☆

Andere Symptome	Auslöser	Entlastungsmaßnahmen

Kommentare

Schmerz-Logbuch

Datum :-		Mon	Die	Mit	Don	Fre	Sam	Son

Schmerzbereich
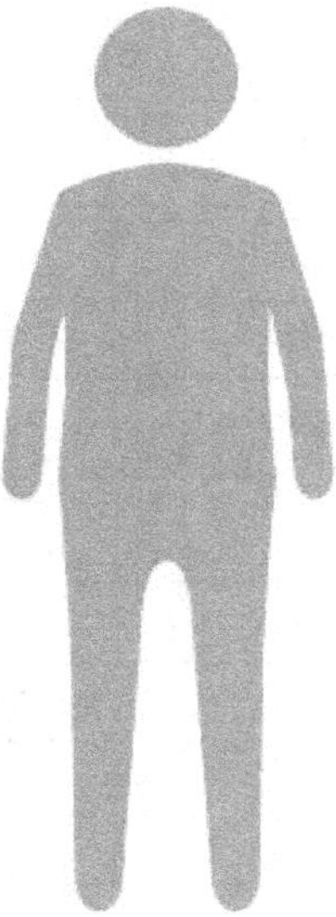

Start	Ende
Dauer	

Körperstelle	
Front	Rückseite
Links	Rechts

Schweregrad									
1	2	3	4	5	6	7	8	9	10

Start	Ende
Dauer	

Körperstelle	
Front	Rückseite
Links	Rechts

Schweregrad									
1	2	3	4	5	6	7	8	9	10

Energie
☆ ☆ ☆ ☆ ☆
Tätigkeit
☆ ☆ ☆ ☆ ☆
Schlaf
☆ ☆ ☆ ☆ ☆

Start	Ende
Dauer	

Körperstelle	
Front	Rückseite
Links	Rechts

Schweregrad									
1	2	3	4	5	6	7	8	9	10

Andere Symptome	Auslöser	Entlastungsmaßnahmen

Kommentare

Schmerz-Logbuch

Datum :-	Mon	Die	Mit	Don	Fre	Sam	Son

Schmerzbereich

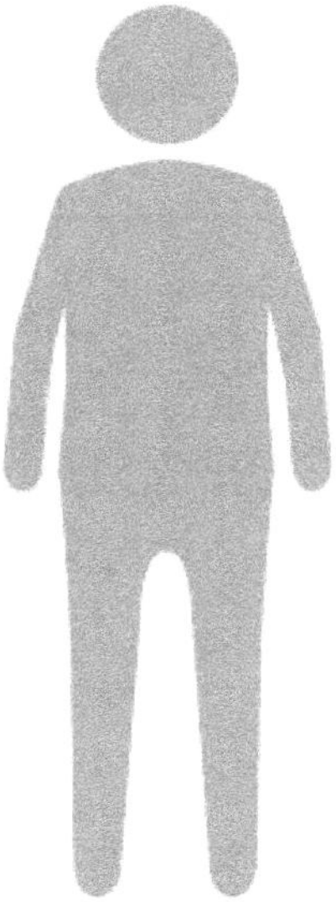

Start	Ende
Dauer	

Körperstelle	
Front	Rückseite
Links	Rechts

Schweregrad									
1	2	3	4	5	6	7	8	9	10

Start	Ende
Dauer	

Körperstelle	
Front	Rückseite
Links	Rechts

Schweregrad									
1	2	3	4	5	6	7	8	9	10

Start	Ende
Dauer	

Körperstelle	
Front	Rückseite
Links	Rechts

Schweregrad									
1	2	3	4	5	6	7	8	9	10

Energie
☆ ☆ ☆ ☆ ☆
Tätigkeit
☆ ☆ ☆ ☆ ☆
Schlaf
☆ ☆ ☆ ☆ ☆

Andere Symptome	Auslöser	Entlastungsmaßnahmen

Kommentare

Schmerz-Logbuch

Datum :-	Mon	Die	Mit	Don	Fre	Sam	Son

Schmerzbereich

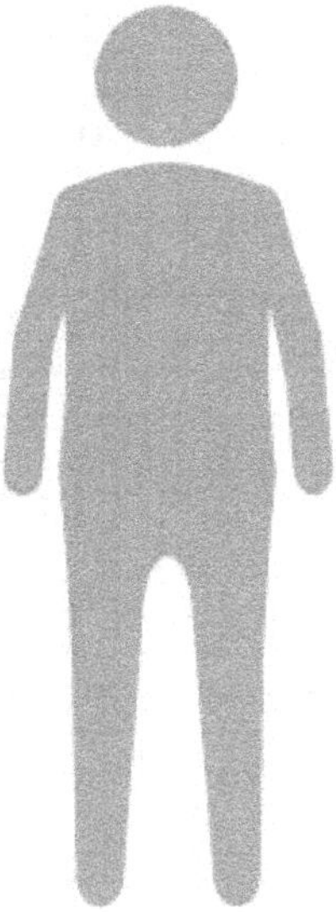

Start	Ende	Körperstelle	
Dauer		Front	Rückseite
		Links	Rechts

Schweregrad									
1	2	3	4	5	6	7	8	9	10

Start	Ende	Körperstelle	
Dauer		Front	Rückseite
		Links	Rechts

Schweregrad									
1	2	3	4	5	6	7	8	9	10

Start	Ende	Körperstelle	
Dauer		Front	Rückseite
		Links	Rechts

Schweregrad									
1	2	3	4	5	6	7	8	9	10

Energie
☆ ☆ ☆ ☆ ☆
Tätigkeit
☆ ☆ ☆ ☆ ☆
Schlaf
☆ ☆ ☆ ☆ ☆

Andere Symptome	Auslöser	Entlastungsmaßnahmen

Kommentare

Schmerz-Logbuch

Datum :-	Mon	Die	Mit	Don	Fre	Sam	Son

Schmerzbereich

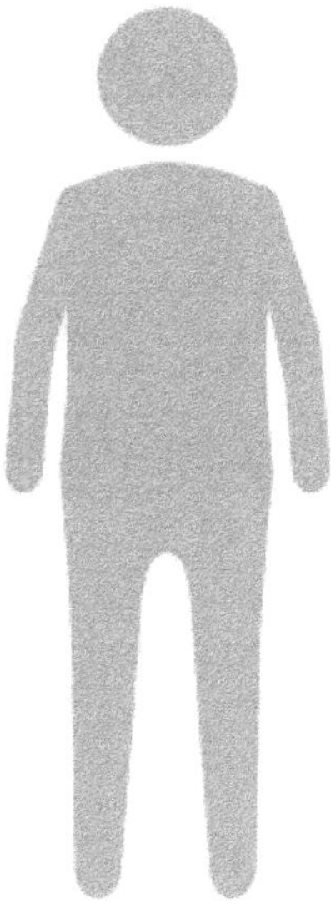

Start	Ende	Körperstelle	
Dauer		Front	Rückseite
		Links	Rechts

Schweregrad									
1	2	3	4	5	6	7	8	9	10

Start	Ende	Körperstelle	
Dauer		Front	Rückseite
		Links	Rechts

Schweregrad									
1	2	3	4	5	6	7	8	9	10

Start	Ende	Körperstelle	
Dauer		Front	Rückseite
		Links	Rechts

Schweregrad									
1	2	3	4	5	6	7	8	9	10

Energie
☆ ☆ ☆ ☆ ☆
Tätigkeit
☆ ☆ ☆ ☆ ☆
Schlaf
☆ ☆ ☆ ☆ ☆

Andere Symptome	Auslöser	Entlastungsmaßnahmen

Kommentare

Schmerz-Logbuch

Datum :-	Mon	Die	Mit	Don	Fre	Sam	Son

Schmerzbereich

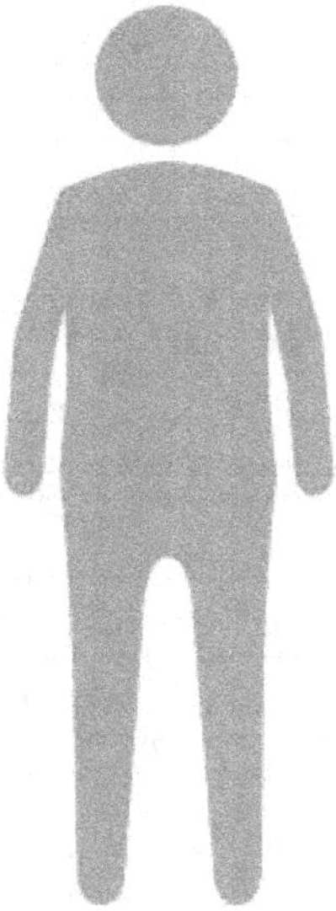

Start	Ende
Dauer	

Körperstelle	
Front	Rückseite
Links	Rechts

Schweregrad									
1	2	3	4	5	6	7	8	9	10

Start	Ende
Dauer	

Körperstelle	
Front	Rückseite
Links	Rechts

Schweregrad									
1	2	3	4	5	6	7	8	9	10

Energie
☆ ☆ ☆ ☆ ☆
Tätigkeit
☆ ☆ ☆ ☆ ☆
Schlaf
☆ ☆ ☆ ☆ ☆

Start	Ende
Dauer	

Körperstelle	
Front	Rückseite
Links	Rechts

Schweregrad									
1	2	3	4	5	6	7	8	9	10

Andere Symptome	Auslöser	Entlastungsmaßnahmen

Kommentare

Schmerz-Logbuch

Datum :-		Mon	Die	Mit	Don	Fre	Sam	Son

Schmerzbereich

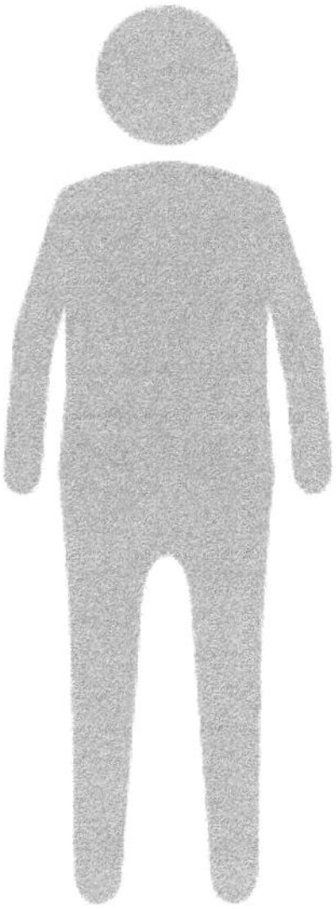

Start	Ende	Körperstelle	
Dauer		Front	Rückseite
		Links	Rechts

Schweregrad									
1	2	3	4	5	6	7	8	9	10

Start	Ende	Körperstelle	
Dauer		Front	Rückseite
		Links	Rechts

Schweregrad									
1	2	3	4	5	6	7	8	9	10

Start	Ende	Körperstelle	
Dauer		Front	Rückseite
		Links	Rechts

Schweregrad									
1	2	3	4	5	6	7	8	9	10

Energie

☆ ☆ ☆ ☆ ☆

Tätigkeit

☆ ☆ ☆ ☆ ☆

Schlaf

☆ ☆ ☆ ☆ ☆

Andere Symptome	Auslöser	Entlastungsmaßnahmen

Kommentare

Schmerz-Logbuch

Datum :-		Mon	Die	Mit	Don	Fre	Sam	Son

Schmerzbereich
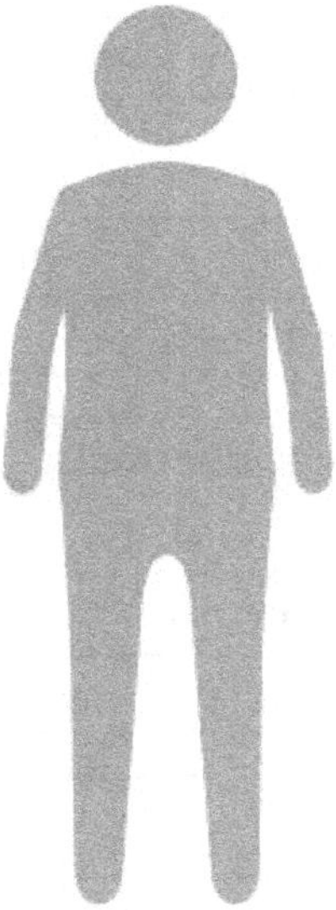

Start	Ende
Dauer	

Körperstelle	
Front	Rückseite
Links	Rechts

Schweregrad									
1	2	3	4	5	6	7	8	9	10

Start	Ende
Dauer	

Körperstelle	
Front	Rückseite
Links	Rechts

Schweregrad									
1	2	3	4	5	6	7	8	9	10

Energie
☆ ☆ ☆ ☆ ☆
Tätigkeit
☆ ☆ ☆ ☆ ☆
Schlaf
☆ ☆ ☆ ☆ ☆

Start	Ende
Dauer	

Körperstelle	
Front	Rückseite
Links	Rechts

Schweregrad									
1	2	3	4	5	6	7	8	9	10

Andere Symptome	Auslöser	Entlastungsmaßnahmen

Kommentare

Schmerz-Logbuch

Datum :-

Mon	Die	Mit	Don	Fre	Sam	Son

Schmerzbereich

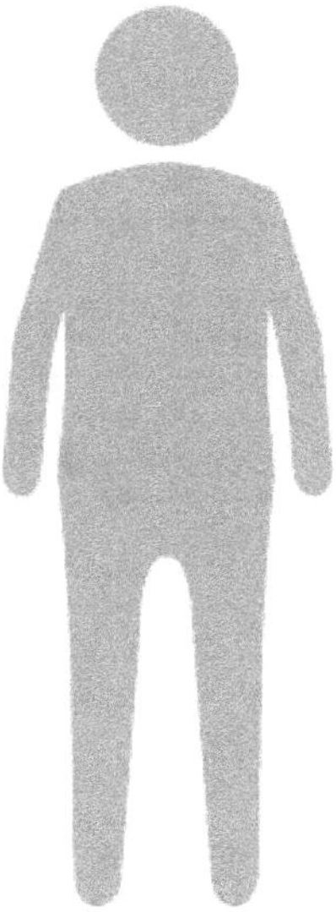

Start	Ende
Dauer	

Körperstelle	
Front	Rückseite
Links	Rechts

Schweregrad									
1	2	3	4	5	6	7	8	9	10

Start	Ende
Dauer	

Körperstelle	
Front	Rückseite
Links	Rechts

Schweregrad									
1	2	3	4	5	6	7	8	9	10

Start	Ende
Dauer	

Körperstelle	
Front	Rückseite
Links	Rechts

Schweregrad									
1	2	3	4	5	6	7	8	9	10

Energie
☆ ☆ ☆ ☆ ☆
Tätigkeit
☆ ☆ ☆ ☆ ☆
Schlaf
☆ ☆ ☆ ☆ ☆

Andere Symptome	Auslöser	Entlastungsmaßnahmen

Kommentare

Schmerz-Logbuch

Datum :-	Mon	Die	Mit	Don	Fre	Sam	Son

Schmerzbereich

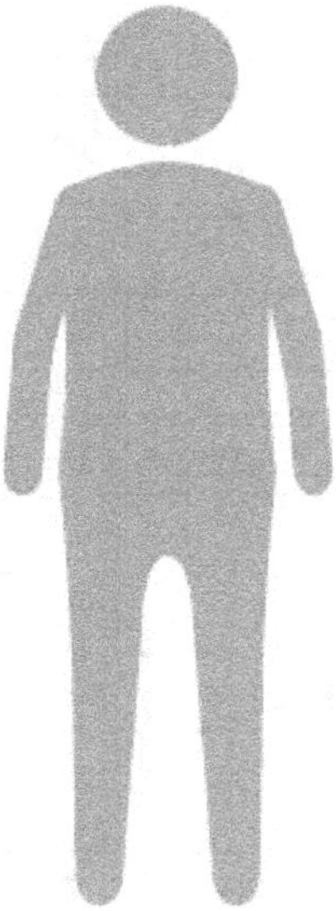

Start	Ende
Dauer	

Körperstelle	
Front	Rückseite
Links	Rechts

Schweregrad									
1	2	3	4	5	6	7	8	9	10

Start	Ende
Dauer	

Körperstelle	
Front	Rückseite
Links	Rechts

Schweregrad									
1	2	3	4	5	6	7	8	9	10

Start	Ende
Dauer	

Körperstelle	
Front	Rückseite
Links	Rechts

Schweregrad									
1	2	3	4	5	6	7	8	9	10

Energie
☆ ☆ ☆ ☆ ☆
Tätigkeit
☆ ☆ ☆ ☆ ☆
Schlaf
☆ ☆ ☆ ☆ ☆

Andere Symptome	Auslöser	Entlastungsmaßnahmen

Kommentare

Schmerz-Logbuch

Datum :-	Mon	Die	Mit	Don	Fre	Sam	Son

Schmerzbereich

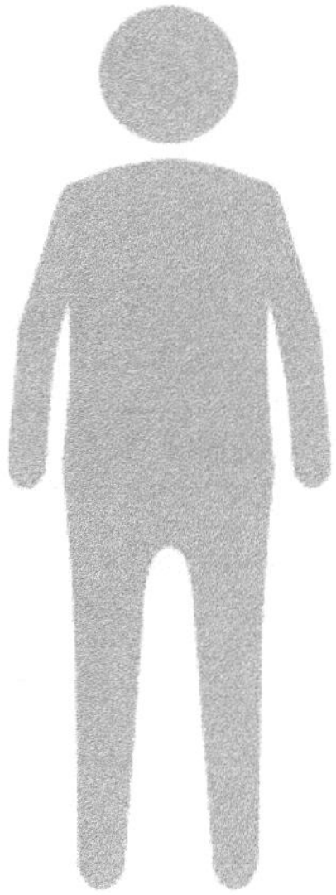

Start	Ende
Dauer	

Körperstelle	
Front	Rückseite
Links	Rechts

Schweregrad									
1	2	3	4	5	6	7	8	9	10

Start	Ende
Dauer	

Körperstelle	
Front	Rückseite
Links	Rechts

Schweregrad									
1	2	3	4	5	6	7	8	9	10

Start	Ende
Dauer	

Körperstelle	
Front	Rückseite
Links	Rechts

Schweregrad									
1	2	3	4	5	6	7	8	9	10

Energie
☆ ☆ ☆ ☆ ☆
Tätigkeit
☆ ☆ ☆ ☆ ☆
Schlaf
☆ ☆ ☆ ☆ ☆

Andere Symptome	Auslöser	Entlastungsmaßnahmen

Kommentare

Schmerz-Logbuch

Datum :-	Mon	Die	Mit	Don	Fre	Sam	Son

Schmerzbereich

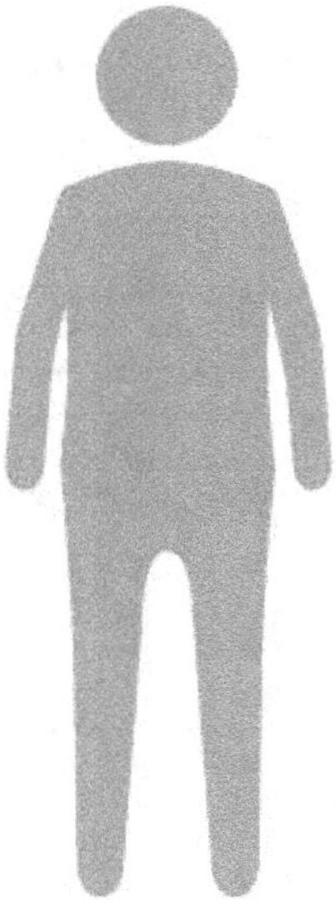

Start	Ende	Körperstelle	
Dauer		Front	Rückseite
		Links	Rechts

Schweregrad									
1	2	3	4	5	6	7	8	9	10

Start	Ende	Körperstelle	
Dauer		Front	Rückseite
		Links	Rechts

Schweregrad									
1	2	3	4	5	6	7	8	9	10

Start	Ende	Körperstelle	
Dauer		Front	Rückseite
		Links	Rechts

Schweregrad									
1	2	3	4	5	6	7	8	9	10

Energie
☆ ☆ ☆ ☆ ☆
Tätigkeit
☆ ☆ ☆ ☆ ☆
Schlaf
☆ ☆ ☆ ☆ ☆

Andere Symptome	Auslöser	Entlastungsmaßnahmen

Kommentare

Schmerz-Logbuch

Datum :-	Mon	Die	Mit	Don	Fre	Sam	Son

Schmerzbereich

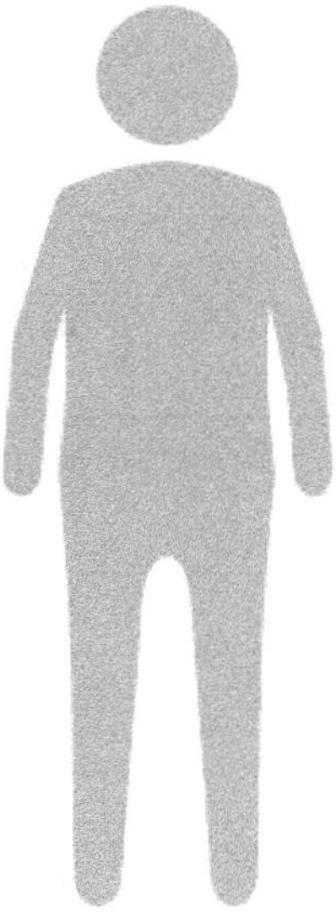

Start	Ende
Dauer	

Körperstelle	
Front	Rückseite
Links	Rechts

Schweregrad									
1	2	3	4	5	6	7	8	9	10

Start	Ende
Dauer	

Körperstelle	
Front	Rückseite
Links	Rechts

Schweregrad									
1	2	3	4	5	6	7	8	9	10

Start	Ende
Dauer	

Körperstelle	
Front	Rückseite
Links	Rechts

Schweregrad									
1	2	3	4	5	6	7	8	9	10

Energie
☆ ☆ ☆ ☆ ☆
Tätigkeit
☆ ☆ ☆ ☆ ☆
Schlaf
☆ ☆ ☆ ☆ ☆

Andere Symptome	Auslöser	Entlastungsmaßnahmen

Kommentare

Schmerz-Logbuch

Datum :-	Mon	Die	Mit	Don	Fre	Sam	Son

Schmerzbereich

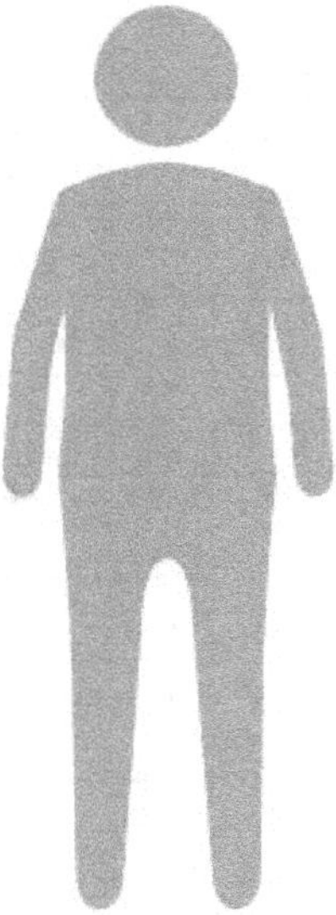

Start	Ende	Körperstelle	
Dauer		Front	Rückseite
		Links	Rechts

Schweregrad									
1	2	3	4	5	6	7	8	9	10

Start	Ende	Körperstelle	
Dauer		Front	Rückseite
		Links	Rechts

Schweregrad									
1	2	3	4	5	6	7	8	9	10

Start	Ende	Körperstelle	
Dauer		Front	Rückseite
		Links	Rechts

Schweregrad									
1	2	3	4	5	6	7	8	9	10

Energie
☆ ☆ ☆ ☆ ☆
Tätigkeit
☆ ☆ ☆ ☆ ☆
Schlaf
☆ ☆ ☆ ☆ ☆

Andere Symptome	Auslöser	Entlastungsmaßnahmen

Kommentare

Schmerz-Logbuch

Datum :-		Mon	Die	Mit	Don	Fre	Sam	Son

Schmerzbereich

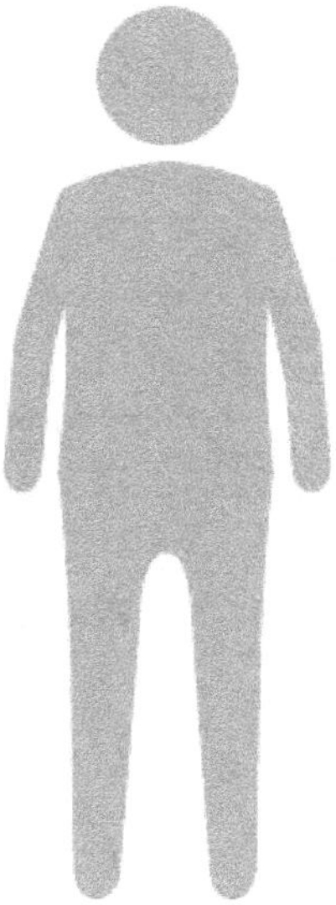

Start	Ende
Dauer	

Körperstelle	
Front	Rückseite
Links	Rechts

Schweregrad									
1	2	3	4	5	6	7	8	9	10

Start	Ende
Dauer	

Körperstelle	
Front	Rückseite
Links	Rechts

Schweregrad									
1	2	3	4	5	6	7	8	9	10

Start	Ende
Dauer	

Körperstelle	
Front	Rückseite
Links	Rechts

Schweregrad									
1	2	3	4	5	6	7	8	9	10

Energie
☆ ☆ ☆ ☆ ☆
Tätigkeit
☆ ☆ ☆ ☆ ☆
Schlaf
☆ ☆ ☆ ☆ ☆

Andere Symptome	Auslöser	Entlastungsmaßnahmen

Kommentare

Schmerz-Logbuch

Datum :-	Mon	Die	Mit	Don	Fre	Sam	Son

Schmerzbereich

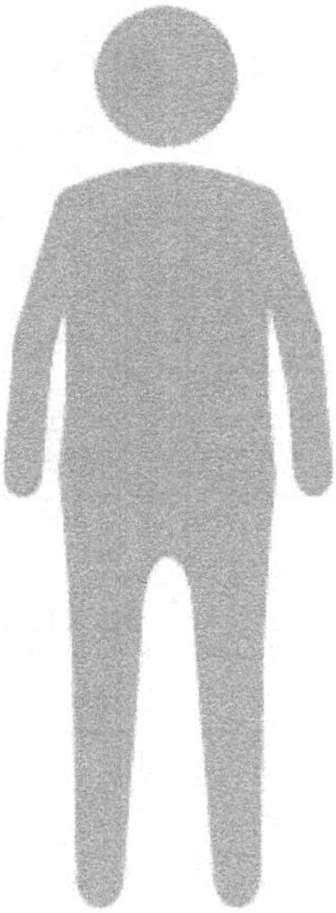

Energie
☆ ☆ ☆ ☆ ☆
Tätigkeit
☆ ☆ ☆ ☆ ☆
Schlaf
☆ ☆ ☆ ☆ ☆

Start	Ende
Dauer	

Körperstelle	
Front	Rückseite
Links	Rechts

Schweregrad									
1	2	3	4	5	6	7	8	9	10

Start	Ende
Dauer	

Körperstelle	
Front	Rückseite
Links	Rechts

Schweregrad									
1	2	3	4	5	6	7	8	9	10

Start	Ende
Dauer	

Körperstelle	
Front	Rückseite
Links	Rechts

Schweregrad									
1	2	3	4	5	6	7	8	9	10

Andere Symptome	Auslöser	Entlastungsmaßnahmen

Kommentare

Schmerz-Logbuch

Datum :-	Mon	Die	Mit	Don	Fre	Sam	Son

Schmerzbereich

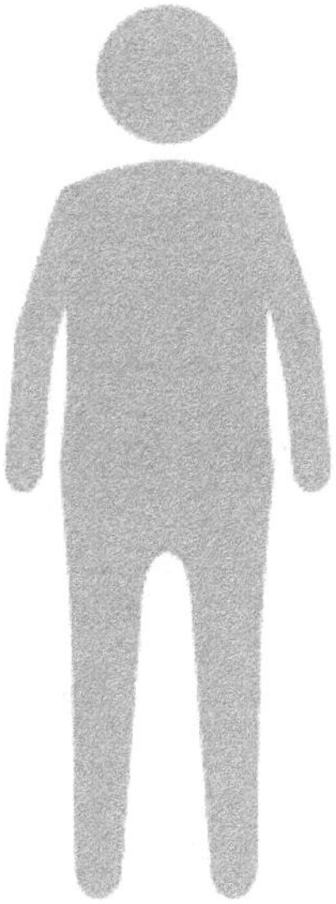

Start	Ende
Dauer	

Körperstelle	
Front	Rückseite
Links	Rechts

Schweregrad									
1	2	3	4	5	6	7	8	9	10

Start	Ende
Dauer	

Körperstelle	
Front	Rückseite
Links	Rechts

Schweregrad									
1	2	3	4	5	6	7	8	9	10

Start	Ende
Dauer	

Körperstelle	
Front	Rückseite
Links	Rechts

Schweregrad									
1	2	3	4	5	6	7	8	9	10

Energie
☆ ☆ ☆ ☆ ☆
Tätigkeit
☆ ☆ ☆ ☆ ☆
Schlaf
☆ ☆ ☆ ☆ ☆

Andere Symptome	Auslöser	Entlastungsmaßnahmen

Kommentare

Schmerz-Logbuch

Datum :-		Mon	Die	Mit	Don	Fre	Sam	Son

Schmerzbereich

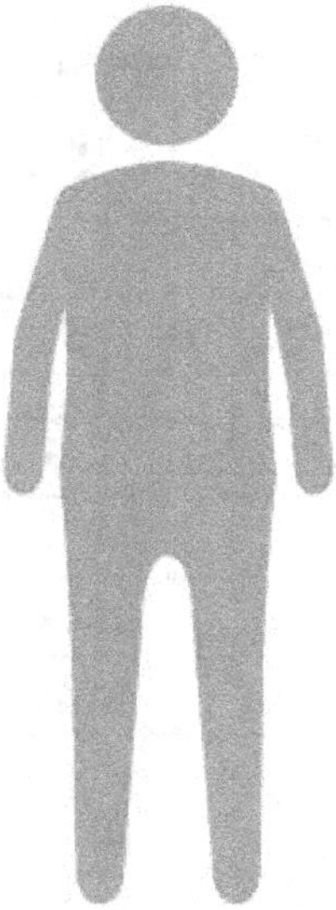

Start	Ende
Dauer	

Körperstelle	
Front	Rückseite
Links	Rechts

Schweregrad									
1	2	3	4	5	6	7	8	9	10

Start	Ende
Dauer	

Körperstelle	
Front	Rückseite
Links	Rechts

Schweregrad									
1	2	3	4	5	6	7	8	9	10

Energie
☆ ☆ ☆ ☆ ☆
Tätigkeit
☆ ☆ ☆ ☆ ☆
Schlaf
☆ ☆ ☆ ☆ ☆

Start	Ende
Dauer	

Körperstelle	
Front	Rückseite
Links	Rechts

Schweregrad									
1	2	3	4	5	6	7	8	9	10

Andere Symptome	Auslöser	Entlastungsmaßnahmen

Kommentare

Schmerz-Logbuch

Datum :-	Mon	Die	Mit	Don	Fre	Sam	Son

Schmerzbereich

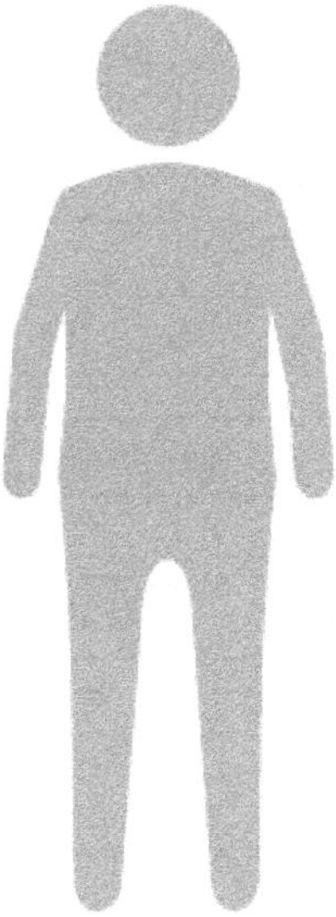

Start	Ende
Dauer	

Körperstelle	
Front	Rückseite
Links	Rechts

Schweregrad									
1	2	3	4	5	6	7	8	9	10

Start	Ende
Dauer	

Körperstelle	
Front	Rückseite
Links	Rechts

Schweregrad									
1	2	3	4	5	6	7	8	9	10

Start	Ende
Dauer	

Körperstelle	
Front	Rückseite
Links	Rechts

Schweregrad									
1	2	3	4	5	6	7	8	9	10

Energie
☆ ☆ ☆ ☆ ☆
Tätigkeit
☆ ☆ ☆ ☆ ☆
Schlaf
☆ ☆ ☆ ☆ ☆

Andere Symptome	Auslöser	Entlastungsmaßnahmen

Kommentare

Schmerz-Logbuch

Datum :-	Mon	Die	Mit	Don	Fre	Sam	Son

Schmerzbereich

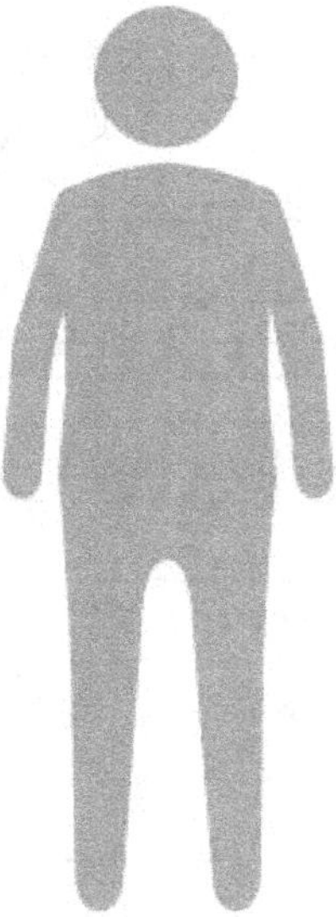

Start	Ende	Körperstelle	
Dauer		Front	Rückseite
		Links	Rechts

Schweregrad									
1	2	3	4	5	6	7	8	9	10

Start	Ende	Körperstelle	
Dauer		Front	Rückseite
		Links	Rechts

Schweregrad									
1	2	3	4	5	6	7	8	9	10

Energie
☆ ☆ ☆ ☆ ☆
Tätigkeit
☆ ☆ ☆ ☆ ☆
Schlaf
☆ ☆ ☆ ☆ ☆

Start	Ende	Körperstelle	
Dauer		Front	Rückseite
		Links	Rechts

Schweregrad									
1	2	3	4	5	6	7	8	9	10

Andere Symptome	Auslöser	Entlastungsmaßnahmen

Kommentare

Schmerz-Logbuch

Datum :-

Mon	Die	Mit	Don	Fre	Sam	Son

Schmerzbereich

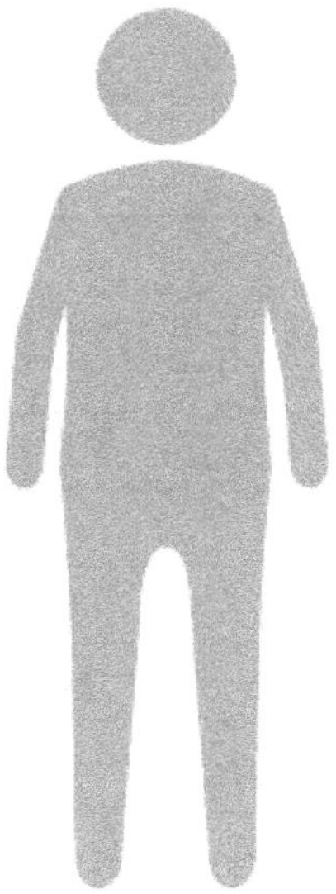

Start	Ende
Dauer	

Körperstelle	
Front	Rückseite
Links	Rechts

Schweregrad									
1	2	3	4	5	6	7	8	9	10

Start	Ende
Dauer	

Körperstelle	
Front	Rückseite
Links	Rechts

Schweregrad									
1	2	3	4	5	6	7	8	9	10

Energie
☆ ☆ ☆ ☆ ☆
Tätigkeit
☆ ☆ ☆ ☆ ☆
Schlaf
☆ ☆ ☆ ☆ ☆

Start	Ende
Dauer	

Körperstelle	
Front	Rückseite
Links	Rechts

Schweregrad									
1	2	3	4	5	6	7	8	9	10

Andere Symptome	Auslöser	Entlastungsmaßnahmen

Kommentare

Schmerz-Logbuch

Datum :-	Mon	Die	Mit	Don	Fre	Sam	Son

Schmerzbereich

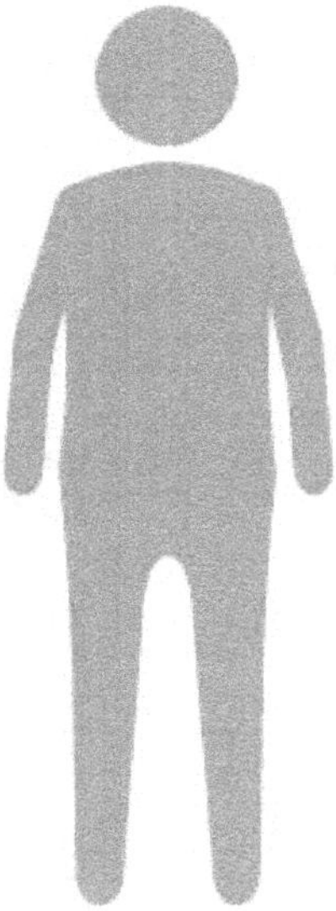

Start	Ende	Körperstelle	
Dauer		Front	Rückseite
		Links	Rechts

Schweregrad									
1	2	3	4	5	6	7	8	9	10

Start	Ende	Körperstelle	
Dauer		Front	Rückseite
		Links	Rechts

Schweregrad									
1	2	3	4	5	6	7	8	9	10

Start	Ende	Körperstelle	
Dauer		Front	Rückseite
		Links	Rechts

Schweregrad									
1	2	3	4	5	6	7	8	9	10

Energie
☆ ☆ ☆ ☆ ☆
Tätigkeit
☆ ☆ ☆ ☆ ☆
Schlaf
☆ ☆ ☆ ☆ ☆

Andere Symptome	Auslöser	Entlastungsmaßnahmen

Kommentare

Schmerz-Logbuch

Datum :-	Mon	Die	Mit	Don	Fre	Sam	Son

Schmerzbereich

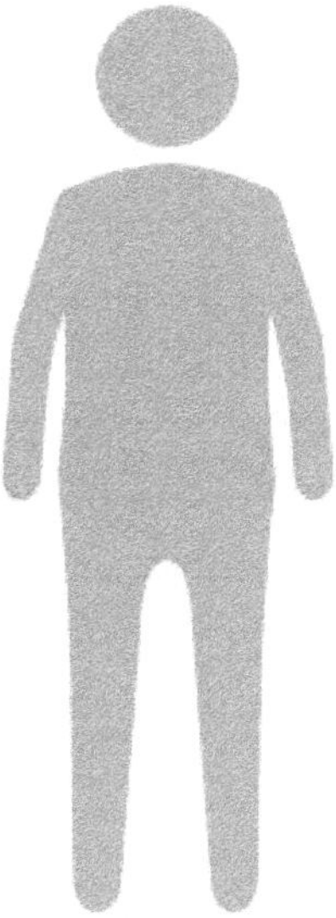

Start	Ende	Körperstelle	
Dauer		Front	Rückseite
		Links	Rechts

Schweregrad									
1	2	3	4	5	6	7	8	9	10

Start	Ende	Körperstelle	
Dauer		Front	Rückseite
		Links	Rechts

Schweregrad									
1	2	3	4	5	6	7	8	9	10

Start	Ende	Körperstelle	
Dauer		Front	Rückseite
		Links	Rechts

Schweregrad									
1	2	3	4	5	6	7	8	9	10

Energie
☆ ☆ ☆ ☆ ☆
Tätigkeit
☆ ☆ ☆ ☆ ☆
Schlaf
☆ ☆ ☆ ☆ ☆

Andere Symptome	Auslöser	Entlastungsmaßnahmen

Kommentare

Schmerz-Logbuch

Datum :-	Mon	Die	Mit	Don	Fre	Sam	Son

Schmerzbereich
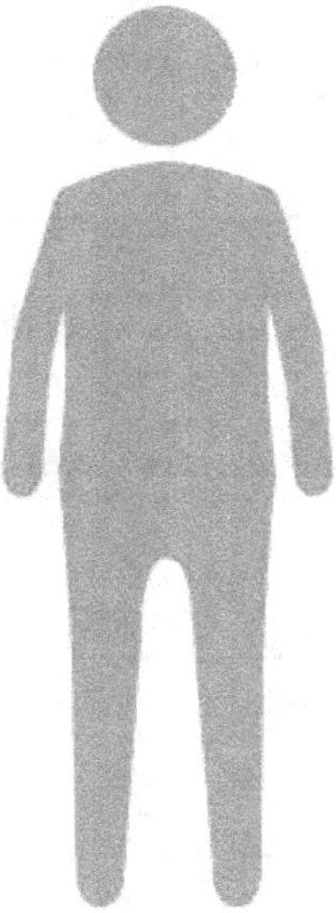

Start	Ende
Dauer	

Körperstelle	
Front	Rückseite
Links	Rechts

Schweregrad									
1	2	3	4	5	6	7	8	9	10

Start	Ende
Dauer	

Körperstelle	
Front	Rückseite
Links	Rechts

Schweregrad									
1	2	3	4	5	6	7	8	9	10

Energie
☆ ☆ ☆ ☆ ☆
Tätigkeit
☆ ☆ ☆ ☆ ☆
Schlaf
☆ ☆ ☆ ☆ ☆

Start	Ende
Dauer	

Körperstelle	
Front	Rückseite
Links	Rechts

Schweregrad									
1	2	3	4	5	6	7	8	9	10

Andere Symptome	Auslöser	Entlastungsmaßnahmen

Kommentare

Schmerz-Logbuch

Datum :-	Mon	Die	Mit	Don	Fre	Sam	Son

Schmerzbereich

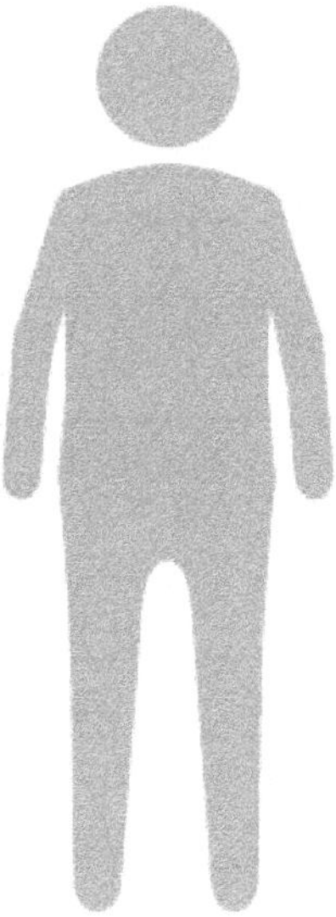

Start	Ende
Dauer	

Körperstelle	
Front	Rückseite
Links	Rechts

Schweregrad									
1	2	3	4	5	6	7	8	9	10

Start	Ende
Dauer	

Körperstelle	
Front	Rückseite
Links	Rechts

Schweregrad									
1	2	3	4	5	6	7	8	9	10

Start	Ende
Dauer	

Körperstelle	
Front	Rückseite
Links	Rechts

Schweregrad									
1	2	3	4	5	6	7	8	9	10

Energie
☆ ☆ ☆ ☆ ☆
Tätigkeit
☆ ☆ ☆ ☆ ☆
Schlaf
☆ ☆ ☆ ☆ ☆

Andere Symptome	Auslöser	Entlastungsmaßnahmen

Kommentare

Schmerz-Logbuch

Datum :-	

Mon	Die	Mit	Don	Fre	Sam	Son

Schmerzbereich

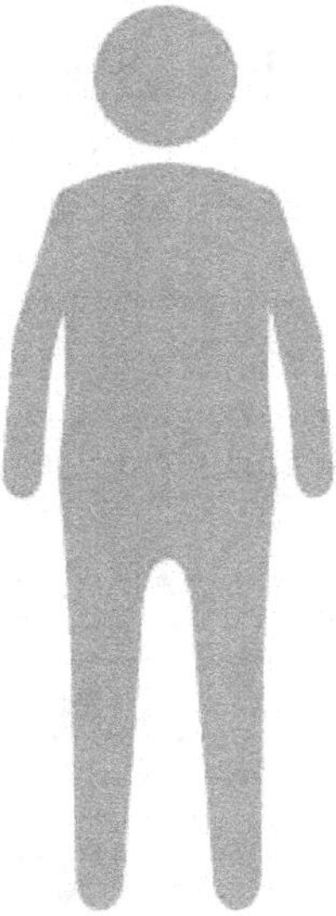

Start	Ende
Dauer	

Körperstelle	
Front	Rückseite
Links	Rechts

Schweregrad									
1	2	3	4	5	6	7	8	9	10

Start	Ende
Dauer	

Körperstelle	
Front	Rückseite
Links	Rechts

Schweregrad									
1	2	3	4	5	6	7	8	9	10

Start	Ende
Dauer	

Körperstelle	
Front	Rückseite
Links	Rechts

Schweregrad									
1	2	3	4	5	6	7	8	9	10

Energie
☆ ☆ ☆ ☆ ☆
Tätigkeit
☆ ☆ ☆ ☆ ☆
Schlaf
☆ ☆ ☆ ☆ ☆

Andere Symptome	Auslöser	Entlastungsmaßnahmen

Kommentare

Schmerz-Logbuch

Datum :-		Mon	Die	Mit	Don	Fre	Sam	Son

Schmerzbereich

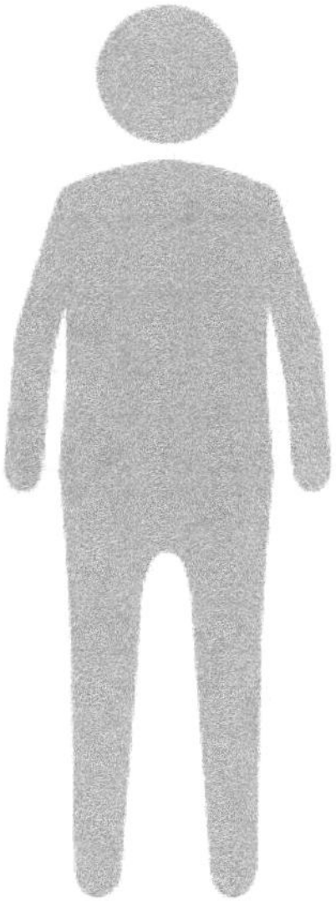

Start	Ende
Dauer	

Körperstelle	
Front	Rückseite
Links	Rechts

Schweregrad									
1	2	3	4	5	6	7	8	9	10

Start	Ende
Dauer	

Körperstelle	
Front	Rückseite
Links	Rechts

Schweregrad									
1	2	3	4	5	6	7	8	9	10

Start	Ende
Dauer	

Körperstelle	
Front	Rückseite
Links	Rechts

Schweregrad									
1	2	3	4	5	6	7	8	9	10

Energie
☆ ☆ ☆ ☆ ☆
Tätigkeit
☆ ☆ ☆ ☆ ☆
Schlaf
☆ ☆ ☆ ☆ ☆

Andere Symptome	Auslöser	Entlastungsmaßnahmen

Kommentare

Schmerz-Logbuch

Datum :-	Mon	Die	Mit	Don	Fre	Sam	Son

Schmerzbereich

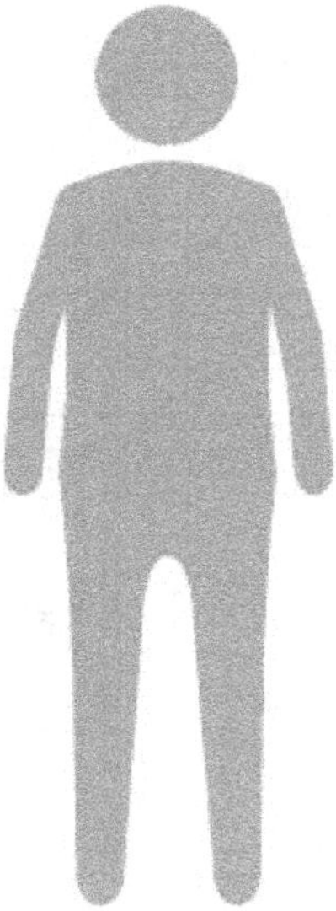

Start	Ende
Dauer	

Körperstelle	
Front	Rückseite
Links	Rechts

Schweregrad									
1	2	3	4	5	6	7	8	9	10

Start	Ende
Dauer	

Körperstelle	
Front	Rückseite
Links	Rechts

Schweregrad									
1	2	3	4	5	6	7	8	9	10

Energie
☆ ☆ ☆ ☆ ☆
Tätigkeit
☆ ☆ ☆ ☆ ☆
Schlaf
☆ ☆ ☆ ☆ ☆

Start	Ende
Dauer	

Körperstelle	
Front	Rückseite
Links	Rechts

Schweregrad									
1	2	3	4	5	6	7	8	9	10

Andere Symptome	Auslöser	Entlastungsmaßnahmen

Kommentare

Schmerz-Logbuch

Datum :-	Mon	Die	Mit	Don	Fre	Sam	Son

Schmerzbereich

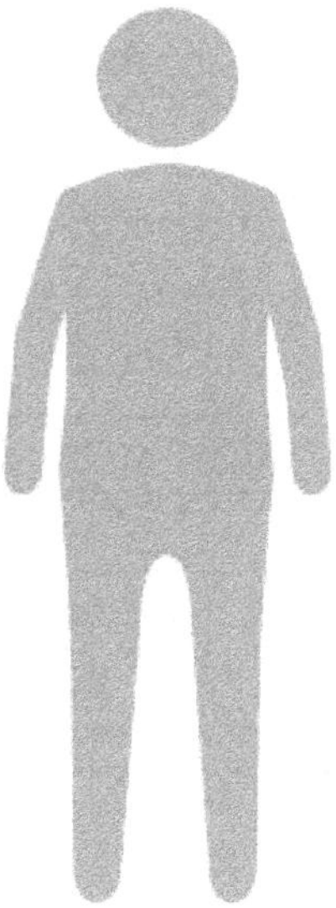

Start	Ende	Körperstelle	
Dauer		Front	Rückseite
		Links	Rechts

Schweregrad									
1	2	3	4	5	6	7	8	9	10

Start	Ende	Körperstelle	
Dauer		Front	Rückseite
		Links	Rechts

Schweregrad									
1	2	3	4	5	6	7	8	9	10

Start	Ende	Körperstelle	
Dauer		Front	Rückseite
		Links	Rechts

Schweregrad									
1	2	3	4	5	6	7	8	9	10

Energie
☆ ☆ ☆ ☆ ☆
Tätigkeit
☆ ☆ ☆ ☆ ☆
Schlaf
☆ ☆ ☆ ☆ ☆

Andere Symptome	Auslöser	Entlastungsmaßnahmen

Kommentare

Schmerz-Logbuch

Datum :-	Mon	Die	Mit	Don	Fre	Sam	Son

Schmerzbereich

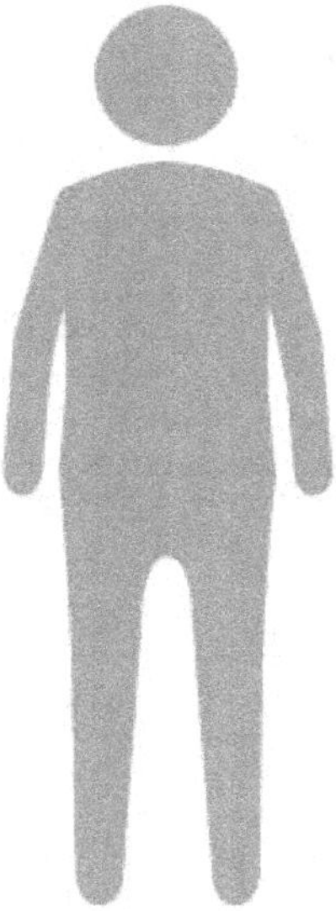

Start	Ende	Körperstelle	
Dauer		Front	Rückseite
		Links	Rechts

Schweregrad									
1	2	3	4	5	6	7	8	9	10

Start	Ende	Körperstelle	
Dauer		Front	Rückseite
		Links	Rechts

Schweregrad									
1	2	3	4	5	6	7	8	9	10

Start	Ende	Körperstelle	
Dauer		Front	Rückseite
		Links	Rechts

Schweregrad									
1	2	3	4	5	6	7	8	9	10

Energie
☆ ☆ ☆ ☆ ☆
Tätigkeit
☆ ☆ ☆ ☆ ☆
Schlaf
☆ ☆ ☆ ☆ ☆

Andere Symptome	Auslöser	Entlastungsmaßnahmen

Kommentare

Schmerz-Logbuch

Datum :-		Mon	Die	Mit	Don	Fre	Sam	Son

Schmerzbereich

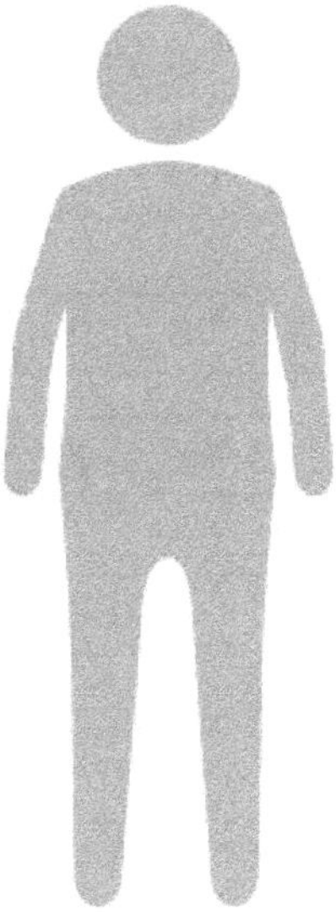

Start	Ende
Dauer	

Körperstelle	
Front	Rückseite
Links	Rechts

Schweregrad									
1	2	3	4	5	6	7	8	9	10

Start	Ende
Dauer	

Körperstelle	
Front	Rückseite
Links	Rechts

Schweregrad									
1	2	3	4	5	6	7	8	9	10

Start	Ende
Dauer	

Körperstelle	
Front	Rückseite
Links	Rechts

Schweregrad									
1	2	3	4	5	6	7	8	9	10

Energie
☆ ☆ ☆ ☆ ☆
Tätigkeit
☆ ☆ ☆ ☆ ☆
Schlaf
☆ ☆ ☆ ☆ ☆

Andere Symptome	Auslöser	Entlastungsmaßnahmen

Kommentare

Schmerz-Logbuch

Datum :-	Mon	Die	Mit	Don	Fre	Sam	Son

Schmerzbereich

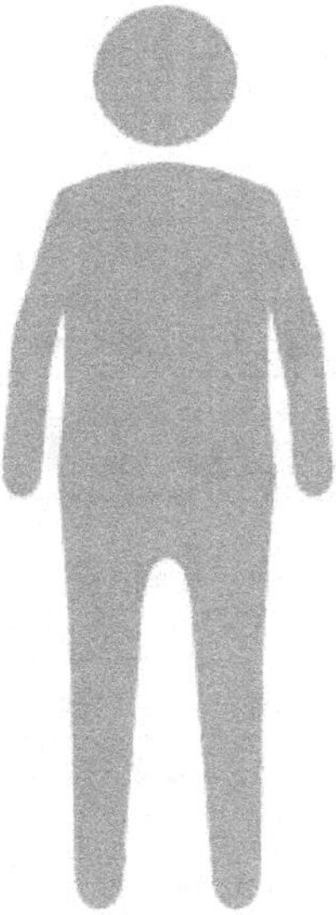

Start	Ende
Dauer	

Körperstelle	
Front	Rückseite
Links	Rechts

Schweregrad									
1	2	3	4	5	6	7	8	9	10

Start	Ende
Dauer	

Körperstelle	
Front	Rückseite
Links	Rechts

Schweregrad									
1	2	3	4	5	6	7	8	9	10

Start	Ende
Dauer	

Körperstelle	
Front	Rückseite
Links	Rechts

Schweregrad									
1	2	3	4	5	6	7	8	9	10

Energie
☆ ☆ ☆ ☆ ☆
Tätigkeit
☆ ☆ ☆ ☆ ☆
Schlaf
☆ ☆ ☆ ☆ ☆

Andere Symptome	Auslöser	Entlastungsmaßnahmen

Kommentare

Schmerz-Logbuch

Datum :-	Mon	Die	Mit	Don	Fre	Sam	Son

Schmerzbereich

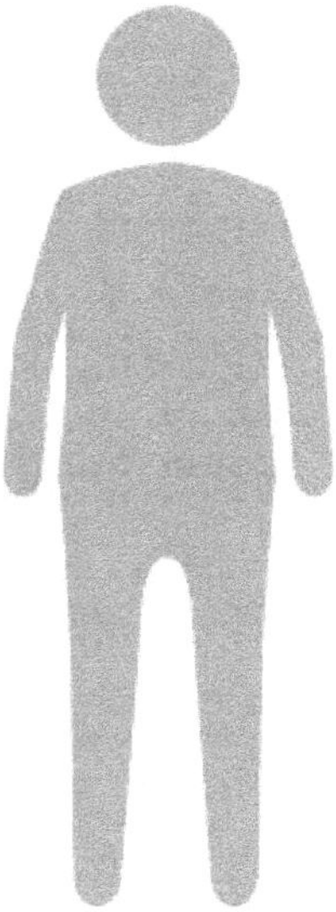

Start	Ende
Dauer	

Körperstelle	
Front	Rückseite
Links	Rechts

Schweregrad									
1	2	3	4	5	6	7	8	9	10

Start	Ende
Dauer	

Körperstelle	
Front	Rückseite
Links	Rechts

Schweregrad									
1	2	3	4	5	6	7	8	9	10

Start	Ende
Dauer	

Körperstelle	
Front	Rückseite
Links	Rechts

Schweregrad									
1	2	3	4	5	6	7	8	9	10

Energie
☆ ☆ ☆ ☆ ☆
Tätigkeit
☆ ☆ ☆ ☆ ☆
Schlaf
☆ ☆ ☆ ☆ ☆

Andere Symptome	Auslöser	Entlastungsmaßnahmen

Kommentare

Schmerz-Logbuch

Datum :-	Mon	Die	Mit	Don	Fre	Sam	Son

Schmerzbereich

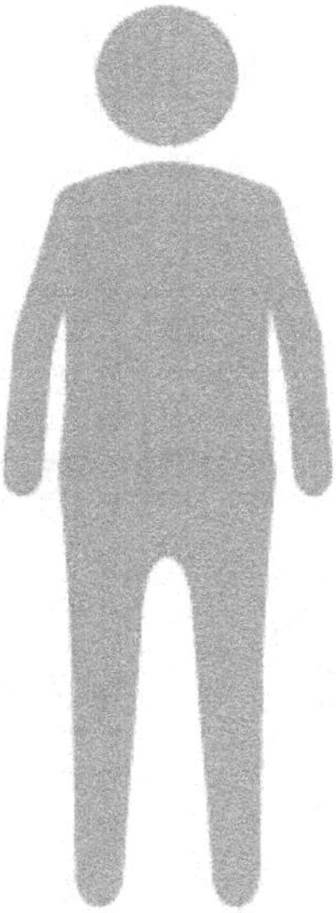

Energie
☆ ☆ ☆ ☆ ☆
Tätigkeit
☆ ☆ ☆ ☆ ☆
Schlaf
☆ ☆ ☆ ☆ ☆

Start	Ende
Dauer	

Körperstelle	
Front	Rückseite
Links	Rechts

Schweregrad									
1	2	3	4	5	6	7	8	9	10

Start	Ende
Dauer	

Körperstelle	
Front	Rückseite
Links	Rechts

Schweregrad									
1	2	3	4	5	6	7	8	9	10

Start	Ende
Dauer	

Körperstelle	
Front	Rückseite
Links	Rechts

Schweregrad									
1	2	3	4	5	6	7	8	9	10

Andere Symptome	Auslöser	Entlastungsmaßnahmen

Kommentare

Schmerz-Logbuch

Datum :-	Mon	Die	Mit	Don	Fre	Sam	Son

Schmerzbereich

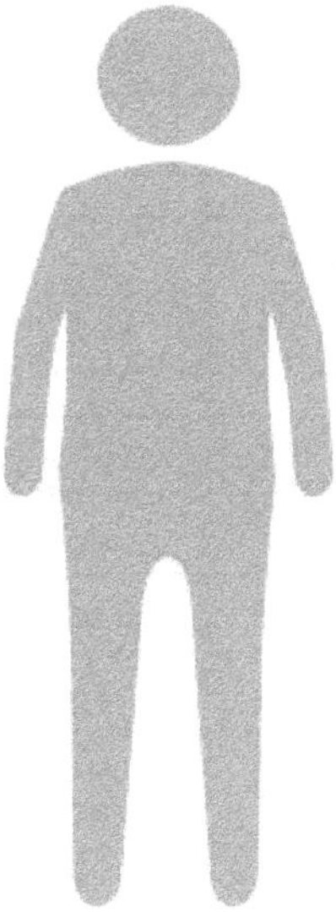

Start	Ende
Dauer	

Körperstelle	
Front	Rückseite
Links	Rechts

Schweregrad									
1	2	3	4	5	6	7	8	9	10

Start	Ende
Dauer	

Körperstelle	
Front	Rückseite
Links	Rechts

Schweregrad									
1	2	3	4	5	6	7	8	9	10

Start	Ende
Dauer	

Körperstelle	
Front	Rückseite
Links	Rechts

Schweregrad									
1	2	3	4	5	6	7	8	9	10

Energie

☆ ☆ ☆ ☆ ☆

Tätigkeit

☆ ☆ ☆ ☆ ☆

Schlaf

☆ ☆ ☆ ☆ ☆

Andere Symptome	Auslöser	Entlastungsmaßnahmen

Kommentare

Schmerz-Logbuch

Datum :-	Mon	Die	Mit	Don	Fre	Sam	Son

Schmerzbereich
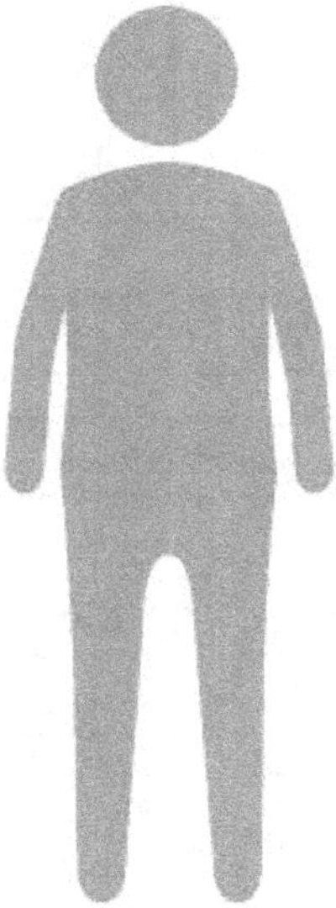

Start	Ende
Dauer	

Körperstelle	
Front	Rückseite
Links	Rechts

Schweregrad									
1	2	3	4	5	6	7	8	9	10

Start	Ende
Dauer	

Körperstelle	
Front	Rückseite
Links	Rechts

Schweregrad									
1	2	3	4	5	6	7	8	9	10

Start	Ende
Dauer	

Körperstelle	
Front	Rückseite
Links	Rechts

Schweregrad									
1	2	3	4	5	6	7	8	9	10

Energie
☆ ☆ ☆ ☆ ☆
Tätigkeit
☆ ☆ ☆ ☆ ☆
Schlaf
☆ ☆ ☆ ☆ ☆

Andere Symptome	Auslöser	Entlastungsmaßnahmen

Kommentare

Schmerz-Logbuch

Datum :-	Mon	Die	Mit	Don	Fre	Sam	Son

Schmerzbereich

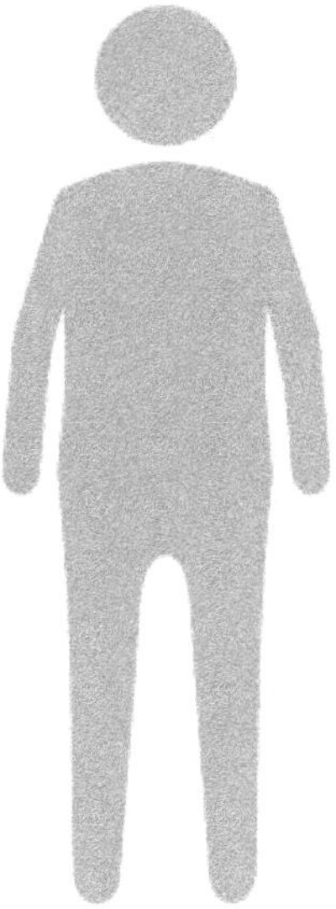

Start	Ende
Dauer	

Körperstelle	
Front	Rückseite
Links	Rechts

Schweregrad									
1	2	3	4	5	6	7	8	9	10

Start	Ende
Dauer	

Körperstelle	
Front	Rückseite
Links	Rechts

Schweregrad									
1	2	3	4	5	6	7	8	9	10

Start	Ende
Dauer	

Körperstelle	
Front	Rückseite
Links	Rechts

Schweregrad									
1	2	3	4	5	6	7	8	9	10

Energie
☆ ☆ ☆ ☆ ☆
Tätigkeit
☆ ☆ ☆ ☆ ☆
Schlaf
☆ ☆ ☆ ☆ ☆

Andere Symptome	Auslöser	Entlastungsmaßnahmen

Kommentare

www.ingramcontent.com/pod-product-compliance
Lightning Source LLC
LaVergne TN
LVHW012120070526
838202LV00056B/5798